バイオメカニズム・ライブラリー

表面筋電図

バイオメカニズム学会 編

木塚朝博＋増田　正＋木竜　徹＋佐渡山亜兵────【共著】

Biomechanism Library
Practical Usage of Surface Electromyogram

Kizuka Tomohiro
Masuda Tadashi
Kiryu Tohru
Sadoyama Tsugutake

東京電機大学出版局

バイオメカニズム・ライブラリー発刊の趣旨

　バイオメカニズムとは，人間を含む生物の形態・運動・情報および機能との関係を，工学や医学・生物学などのさまざまな方法論で解析し，その応用を図る学問分野です．同様の研究領域を持つバイオメカニクスと対比させれば，単なる力学的解析ではなく，生物が本質的に内在している「機構」がキーワードになっているといえます．このこだわりが，その後，ロボット工学やリハビリテーション工学に大きく発展することになりました．

　バイオメカニズム学会の創立は1966年で，この種の境界領域を扱う学会としてはもっとも古く，隔年で出版される「バイオメカニズム」は，この分野を先導するとともに，そのときどきの興味と学問水準を表す貴重な資料にもなっています．

　バイオメカニズム・ライブラリーは多岐にわたるバイオメカニズムの方法論や応用例をわかりやすく解説し，これまでに蓄積されたさまざまな成果を社会に還元してさらに新たな挑戦者を養成するために企画されました．これからの高齢化社会で必要とされる身近な介護一つをとっても，バイオメカニズムの方法が負担の軽減や新たな商品開発に多くの示唆をもたらします．生物の仕組みを学ぶこのライブラリーが，これからの社会に求められるより柔軟な発想の源泉になれば幸いです．

バイオメカニズム学会
ライブラリー編集委員会

はじめに

　ヒトが歩いたり走ったりという運動を行っているとき，そのもとになっている駆動力は筋の収縮によって生み出される．このような筋の活動状態を知る方法として，筋電図法（Electromyography：EMG）がある．動作解析で主に用いられるのは，皮膚上に電極を貼り付ける表面筋電図である．電極を通して筋電位を導出し，それを筋電図として視覚化することにより，動作に対応してどの筋がどの時点で，どの程度活動しているかを知ることができる．

　筋電位ではなく，ビデオカメラや関節角度計を用いた動作解析から関節トルクを算出し，さらに筋張力を推定することもできるが，これには，筋張力が何らかの基準のもとで最適に調整されているという条件が必要である．たとえば，拮抗筋が同時に働いている場合や等尺性収縮の場合には，外部からみえるような運動は生じないが，筋は活発に活動している．このような違いは，筋電位を計測すれば識別できる．

　近年，筋電位計測装置が高性能化，低コスト化し，ソフトウェアも含めた使い勝手も向上したため，筋電位の計測自体は容易になってきた．また，汎用の信号処理ソフトを用いることにより，パーソナルコンピュータ（Personal Computer：PC）を用いてさまざまな信号処理も簡単に実行できるようになってきた．その結果，従来から用いられてきたスポーツ動作解析やリハビリテーション分野での応用に加えて，工業製品の人間工学的評価においても利用できるようになった．しかしながら，この副作用として，日頃筋電図に馴染みのない利用者が，不適切な条件で計測を行ったり，不適切な処理を行ったり，あるいは不適切な結果の解釈を行ったりという事例も多くなってきた．

そこで，本書は，そのような筋電図の利用者に対して，的確な計測ができるように，基礎から種々のノウハウまでをとりまとめて，バイオメカニズム学会誌に4回にわたって連載した解説記事をもとに，大幅に加筆修正を加えて作成したものである．このなかで，著者らが研究を行ってきた，電極と神経支配帯（神経筋接合部が集中している筋内の領域）との関係については，これまで十分に注意が払われていなかったので，重点をおいて説明した．

国際電気生理学的動作学会（International Society of Electrophysiological Kinesiology：ISEK）の機関誌で，筋電図関係の論文が掲載されるJournal of Electromyography and Kinesiology（JEK）には，毎号巻末に筋電位の標準的な計測法（Standards for Reporting EMG Data：以下EMG Standards）がまとめてある．このなかには，フィルタの選択や，スペクトル解析における窓関数の適用など，これまでの筋電図の利用者にとっては見慣れない事項も含まれている．本書では，このEMG Standardsの内容が十分に理解できるように説明を行った．この内容を理解できれば，論文としても批判を受けないような的確な筋電位計測を実践することができるようになると期待される．また，筋電位の計測手法をさらに発展させたい方々のために，最近の研究動向や計測装置の開発についても述べた．

神経筋疾患の臨床診断に用いられる針筋電図については，教科書と呼べる本が多数出版されているが，表面筋電図については，心電図や脳波を含めた生理計測関係，あるいは動作分析などの本で一部取り上げられているのみで，内容的に上記EMG Standardsが理解できる程度に掘り下げたものはみられなかった．日常の研究や開発に筋電図を用いている方，特に体育・スポーツ分野における運動の仕組み，リハビリテーション分野における動作の改善，人間工学や感性工学分野における筋負担の評価に関係する方々にはぜひ活用していただきたい．また，人間を対象とした種々の計測手法の1つとして筋電図を用いる必要がある場合，とりあえず筋電図が利用可能かどうかを知りたい場合などにも本書を活用していただければ幸いである．

本書の執筆にあたっては，以下の方々，研究機関，企業から快く資料や写真を

提供していただいた：C. J. De Luca（NeuroMuscular Research Center, Boston University, USA），R. Merletti（Laboratory for Engineering of the Neuromuscular System and Motor Rehabilitation（LISiN），Politecnico di Torino, Italy），Delsys Inc.（Boston, Massachusetts, USA），Noraxon USA Inc.（Scottsdale, Arizona, USA），吉田正樹（大阪電気通信大学医療福祉工学部），小池康晴（東京工業大学精密工学研究所），真鍋宏幸（NTT DoCoMoマルチメディア研究所），岡田守彦（帝京平成大学ヒューマンケア学部），斎藤健治（佐賀大学理工学部），白石恵（元筑波大学体育科学系），熊井敏文（松本歯科大学大学院）．また，本書の出版にあたっては，東京電機大学出版局石沢岳彦氏にご尽力いただいた．深く感謝したい．

平成18年2月

著者一同

目　次

第1章　表面筋電図とは ……………………………………………… 1
1.1　筋収縮のメカニズム …………………………………………… 2
1.2　筋電位の発生メカニズム ……………………………………… 5
1.3　筋活動をとらえる ……………………………………………… 5
1.4　表面電極のしくみ ……………………………………………… 6
1.5　ダイナミックな運動時での計測 ……………………………… 8
1.6　なにが計測できるのか ……………………………………… 10
1.7　まとめ ………………………………………………………… 11

第2章　計測とその準備 …………………………………………… 13
2.1　電極を貼る前に ……………………………………………… 13
　　　1　動作に対応する被験筋を選ぶ　　14
　　　2　正規化の方法を考えておく　　15
　　　3　同期させる力学的信号を考えておく　　17
　　　4　筋電図活用の方向性について　　19
2.2　記録方法の選定と設定 ……………………………………… 20
　　　1　電極　　21
　　　2　増幅器の感度　　23
　　　3　周波数特性　　24
　　　4　入力インピーダンス　　25
　　　5　同相除去比　　25

		6	記録器　　26	
	2.3	電極の貼付		28
		1	神経支配帯を探す　　28	
		2	筋腹と筋線維方向を確認する　　29	
		3	皮膚抵抗を低減する　　30	
		4	電極を固定する　　31	
		5	アース電極を貼る　　32	
	2.4	諸問題対策		33
		1	振幅が小さい　　33	
		2	交流雑音を除く　　33	
		3	接地コネクタを疑う　　34	
		4	基線が揺れる　　35	

第3章　処理と解析 39

	3.1	フィルタの種類	40
	3.2	平均振幅	43
		1　平均振幅の特徴量　　43	
		2　平滑化区間の長さと配置　　46	
		3　集合平均　　47	
		4　クロストーク　　47	
		5　アーチファクト　　48	
		6　収縮力との比較　　48	
		7　関節角度の変化　　49	
	3.3	パワースペクトル	50
		1　パワースペクトルの計算　　50	
		2　ゼロ詰め　　51	
		3　窓関数　　53	
		4　スペクトルの特徴量　　55	

　　　　5　スペクトルの形を決める要因　　55
　　　　6　ディップ関数　　56
　3.4　筋線維伝導速度 58
　　　　1　筋線維伝導速度とは　　58
　　　　2　筋電位信号間の時間差の計算方法　　58
　3.5　筋疲労 59
　　　　1　筋疲労に伴う振幅の増大と周波数の徐波化　　60
　　　　2　多点表面電極と筋線維伝導速度　　62
　3.6　まとめ 63

第4章　応用の事例

　4.1　感じられない筋活動の認識 65
　4.2　過剰な筋活動の定量化 67
　4.3　筋線維組成と筋線維伝導速度 70
　4.4　各種スポーツ競技選手の筋線維伝導速度 73
　4.5　操作に対する上肢上方作業域 74
　4.6　厨房作業における最適作業面高 78
　4.7　感性工学分野における筋電図の利用 81
　4.8　自転車エルゴメータの負荷制御 84
　4.9　スキー運動にみられる運動形態の違い 87

第5章　適用とその限界

　5.1　運動時の筋活動 93
　5.2　動作を識別する 95
　5.3　運動単位の分離 96
　5.4　スペクトル解析の限界 98
　5.5　筋張力の減少と筋疲労との区別 101
　5.6　表面筋電図は万能ではない 103

5.7 まとめ 104

第6章 開発の動向 107
6.1 プロジェクト研究 108
  1 SENIAM プロジェクト 108
  2 NEW プロジェクト 110
  3 ボストン大学神経筋研究センター 112
  4 人間感覚計測応用技術 115
6.2 計測装置 116
  1 計測のマルチチャンネル化 116
  2 計測のウェアラブル化 118
6.3 最近の信号処理法 123
6.4 新たな応用 125
  1 動作情報を使う 126
  2 無発声音声認識 127
  3 さまざまな時間スケールから運動を探る 128

第7章 役立つ情報 133
7.1 ISEK の EMG Standards 133
7.2 神経支配帯の実際の位置 145

参考文献 159

索引 165

第1章
表面筋電図とは

　著名な数学者であったノバート・ウィナーが「サイバネティックス，動物と機械における制御と通信」を著したのは，今から約60年前の1948年のことである．彼は，「筋電流を利用して動く義手」の研究を医学者と共同で行った．そのなかで，筋の活動をシステマティックにとらえ，人工の筋運動知覚の考えから新しい概念，サイバネティックスを登場させたのである．筋電流を利用して動く義手は，後にボストンアームとして具体化する[1,2]．ノバート・ウィナーが注目した筋運動知覚での中枢制御系にかかわる情報が，筋電流あるいは**筋電位**（Myo-Electric potential：**ME potential**）であり，これを記録・表示したものが**筋電図**（ElectroMyoGram：**EMG**）である．

　筋電位の導出法は，用いる電極によって大きく2つに分かれる．1つは，皮膚表面に取り付ける**表面電極**（surface electrode）を用いるもので，これによって記録・表示されたものを**表面筋電図**（surface EMG）と呼ぶ．表面筋電図法は，侵襲性がないので，体育・スポーツ，リハビリテーション，人間工学などの分野において主に用いられる．もう1つは，筋内に刺入する針電極を用いるもので，**針筋電図**（needle EMG）と呼ぶ．針筋電図法は，人体に対して侵襲性があるものの，筋内の電位変化を高い空間分解能で識別できるので，神経筋疾患の診断などの臨床分野で用いられる．

　表面筋電図に関しては，1970年代後半頃から1980年代にかけて，義手の制御や動作識別を目的として，パラメトリックなスペクトル解析や，多チャンネルの筋電位信号による多変量解析を用いた研究が盛んに行われた．1990年頃になる

1.1　筋収縮のメカニズム

と，人工ニューラルネットワークを利用する研究が盛んになり，バーチャルリアリティや手話などで，指の動作をPCに取り込む際にも表面筋電図が使われるようになった．

このように現在，表面筋電図は電気生理学的な基礎研究や臨床医学だけでなく，体育・スポーツやリハビリテーション，さらにバーチャルリアリティの分野へと応用範囲を広げてきている．

1.1 筋収縮のメカニズム

筋収縮のメカニズムや筋電位の発生メカニズムについては，すでに多くの書物で，詳細に述べられているので[3]，ここでは，いくつかのキーポイントだけをおさえておく．筋活動は，脊髄のなかにある**α運動ニューロン**（α-MotoNeuron：**α-MN**）の興奮から始まる（図1.1）．α運動ニューロンが，脳からの指令や脊髄を経由する種々の反射によって興奮すると，その興奮インパルスが**神経軸索**を経由して目指す筋に伝えられる．

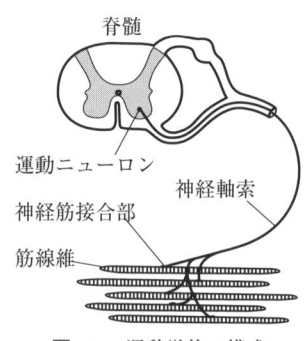

図1.1 運動単位の構成

1つの運動ニューロンから生じる神経軸索は筋のなかで枝分かれし，多数の**筋線維**（muscle fiber）に**神経筋接合部**（neuromuscular junction）を作る．神経筋接合部は**神経終板**（endplate）とも呼ばれる．神経筋接合部は，筋によって，

また個人によってさまざまな分布をしている．上腕二頭筋や僧帽筋などのように，神経筋接合部が狭い範囲に集中している場合がある．この集中している部位を**神経支配帯**（innervation zone）と呼ぶ．

筋線維は，筋を構成する細長い細胞で，1つの筋線維上には，通常1カ所の神経筋接合部が存在する．すなわち，運動ニューロンと筋線維は1対多の関係にある．1つの運動ニューロンに支配された筋線維群の活動は1つの単位として機能する．1つの運動ニューロンと，それに支配される筋線維群をまとめて**運動単位**（Motor Unit：**MU**）と呼ぶ．たとえば上腕二頭筋は，約700個の運動単位から構成され，それぞれの運動単位には平均700本の筋線維が含まれるとされている[4]．一方，顔面の筋などは支配比が小さいので，細かな活動が可能となる．

運動神経の興奮は，神経インパルス列として，神経筋接合部に到達する．神経筋接合部では，神経終末から化学伝達物質であるアセチルコリンが放出され，それによって筋線維側の電気的な興奮，すなわち筋線維膜上の**脱分極**（depolarization）が生じる（図1.2）．筋線維膜上の興奮は筋小胞体からのカルシウム放出を引き起こし，それによって筋線維内に存在するミオシン分子とアクチン分子の相互作用が可能になり，ミオシン線維とアクチン線維の滑り運動が生じ，筋張力が発生する．

筋張力は，個々の運動単位が発生する張力の総和である．運動単位は興奮するかしないか（**全か無かの法則**：all-or-none law）のデジタル的なふるまいをするので，筋張力を変化させる場合には，運動単位の**発射頻度**（firing rate）を変えるか，活動する運動単位の数を変化させる．筋張力を上昇させていったときに，新たな運動単位が活動を始めることを**活動参加**（recruitment）という．

筋張力を漸増させていくと，通常は，決まった順序で運動単位の活動参加が起こる．初期に活動を始めるのは，運動ニューロンのサイズが小さく筋線維数の少ない運動単位である．これとは逆に，後期に活動を始めるのは，サイズが大きく筋線維数の多い運動単位である．これを**サイズの原理**（size principle）という．

発射頻度と活動参加のどちらの制御を使うか，あるいは優勢になるかは筋によって，また収縮レベルによって異なる．手先などの小さな筋では，精密な制御が

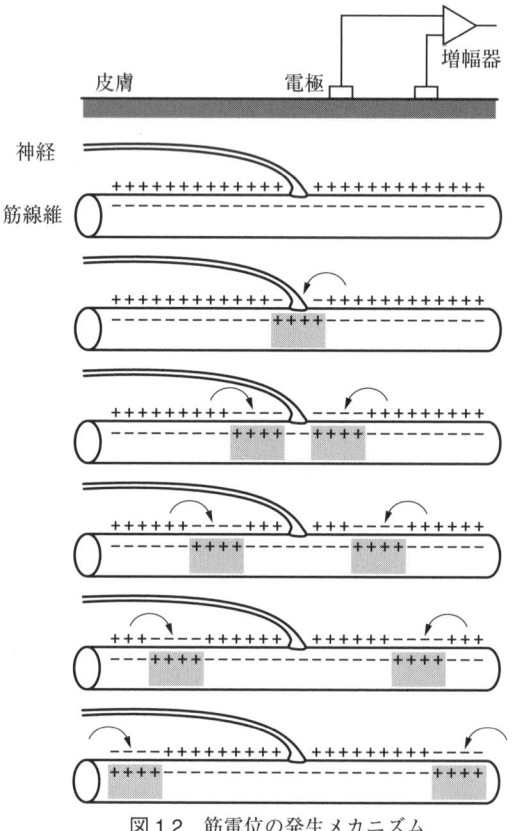

図1.2 筋電位の発生メカニズム

必要となるので，発射頻度による張力制御が優勢であることが多い．一方，姿勢の保持や抗重力筋は，活動に参加する運動単位の数を増すことによって制御を行っている．

　筋張力の発生は筋内にある固有のセンサー（筋紡錘や腱器官）でとらえられ，反射や中枢神経系を介した筋張力の調節が行われる．身体運動は，さらにいくつもの筋の協調的な活動によって実現する．これが，筋活動の大まかなシナリオである．

1.2　筋電位の発生メカニズム

　筋電位は，筋が収縮した結果として発生するものではなく，筋を収縮させる原因である．したがって，弛緩している筋を押しても，圧電素子のように電位が発生するわけではない．筋電位は筋を収縮させる電気信号が筋に到達して初めて観測されるものである．筋線維の活動は，運動神経細胞からの神経パルス列がこないと電気的にはみえないことになる．

　神経筋接合部は通常，筋線維の長さ方向のほぼ中間に存在する．神経筋接合部から開始した電気的興奮は，筋線維の両端に向かって3〜6m/sの速さで伝播していき，筋線維の末端に到達した時点で消滅する．筋線維上の脱分極は，細胞膜を通る膜電流を引き起こし，膜電流は周囲の**容積導体**（volume conductor）を流れて電位変化を生じる．この電位変化を導出したものが筋電位である．また，電位変化を時系列信号としてとらえた場合には**筋電位信号**（myoelectric signal）と呼ぶ．これに対して，個々の運動単位が発生する電位を強調したい場合には，**運動単位活動電位**（Motor Unit Action Potential：**MUAP**）と呼ぶ．

　個々の運動単位活動電位は，一定の波形で，ほぼ一定の時間間隔で発生する**運動単位活動電位列**（MUAP train）として観察される．運動単位活動電位列は，通常は，針電極で導出する．しかし，表面電極を用いても，ごく弱い随意収縮時においては，導出することができる．

　運動単位は，通常は，互いに独立に興奮するので，表面電極で筋電位を導出すると，多数の運動単位活動電位が時間的・空間的に重畳した干渉波形となる．筋張力が上昇し干渉の程度が強くなると，筋電位信号は不規則波形となり，個々の運動単位活動電位を識別することはできなくなる．

1.3　筋活動をとらえる

　さて，このような発生メカニズムを頭に入れながら，筋電位の計測法を考えて

みよう．先に述べたように，筋電位の計測法といっても，大きく分けて針筋電図法と表面筋電図法がある．針筋電図法は，まさに運動神経細胞から筋線維へ至る経路で観測される神経パルス列から情報を取り出そうとする計測法である．実際には，筋に針を刺入して筋線維に伝わってきた信号を観測する．一方，表面筋電図法は，皮膚表面から電気信号をとらえる計測法である．対象とする筋を覆う皮膚上に表面電極を配置して筋電位を計測する．なお，誘発筋電位は，神経が皮膚に近い位置にある部位（**モーターポイント**，motor point）で計測する．

以上のように，筋電位は種々の電極を通して計測することができる．身体運動の解析などの目的で広範囲な情報を薄く広く集める際には表面電極で比較的容易に計測できる表面筋電図法が適している．特定の筋線維や運動単位の活動を探るような，より狭い範囲で限定した情報を集める場合には，針筋電図法がよい．電極は，筋で起きている電気的変化をとらえるアンテナのようなものである（図1.3）．アンテナに電気的特性があるように，電極にも特性があり，計測の際には大いに注意が必要となる．

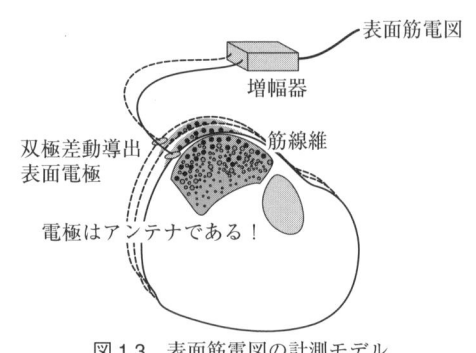

図1.3　表面筋電図の計測モデル

1.4　表面電極のしくみ

アンテナの役割をする表面電極は，どのように設計したらよいのか？　現在，表面筋電図のほとんどは，**双極**（bipolar）の電極構成を用いた差動増幅器で計測

されている．さらに，皮膚を通じて筋電位を計測するため，電極と皮膚表面間での高インピーダンス（電気的信号を通しにくい状態）対策が必要となる．

表面電極には，**受動**（passive）**電極**と**能動**（active）**電極**とがある．受動電極は最も一般的に使われているもので，電極と皮膚表面間の接触インピーダンスを下げるためには，使用にあたって貼付部位の準備や電極ペーストを必要とする．これは，高インピーダンスのままでは温度，湿度，動きの影響を受けて分極電圧が変化し，ダイナミックな運動時に電極と皮膚表面との間を密接に接触できないために**アーチファクト**（artifact，人工的に発生する雑音）が発生するからである．

これに対して，電極側で皮膚に近い高インピーダンスを電気的に作り出して，アーチファクトの発生を防いでいるのが能動電極である．能動電極は電極端子ごとにバッファアンプを内蔵し，皮膚表面での高インピーダンスや電極リード線の揺れに起因する問題を解決する．能動電極の場合には，皮膚表面をかるくアルコールでふき取るだけで，ダイナミックな運動時であっても電極コードの揺れによるアーチファクトが発生しにくい計測が可能となる．このように，能動電極は表面筋電図の利用をフィールド実験へと広げていく際に欠かせない技術である．なお，時間につれて表面電極と活動する筋線維との相対的位置関係が変化する．この場合，多チャンネル能動アレイ電極を利用するとよい．

図1.4は，表面電極を双極差動導出する際の接続方式を示したものである[5]．電源雑音など電極端子に同相で混入する雑音を取り除くため，表面筋電図計測では**差動**（Single Differential：SD）**接続**が用いられている．一方，小さな筋だけの活動を探るには**ダブル差動**（Double Differential：DD）**接続**が好ましい．

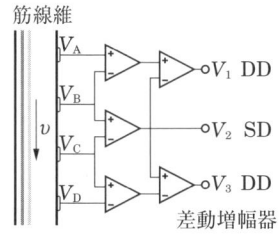

図1.4 表面電極で双極差動導出する際の接続方式

DD接続は，隣接する筋からの活動電位の漏れ（**クロストーク**，crosstalk）を抑えた計測を可能にする．

このように便利な双極差動導出であるが，利用する際に注意すべきいくつかの周波数特性がある．なお，筋電図がいくつもの周波数成分の和で表されることをご存じの方も多いと思うが，フィルタを用いることにより特定の周波数の信号を通過させたり，遮断したりできる．これをそのフィルタの周波数特性と呼ぶ．

さて，皮膚からの深さ方向のフィルタ特性はローパスフィルタであり，深い位置にある筋線維の活動ほど低域周波数成分が強調される[6]．この皮膚効果フィルタは活動する筋線維の解剖学的位置が関与するため，手の下しようがないが，これ以外は周波数特性の設計が可能である．特に，双極差動導出による表面筋電図のパワースペクトル $P(\omega)$ は，電極間隔とMUAPの伝導速度の関数である点に注意が必要である[6]．すなわち，$P(\omega)$ は電極間隔によって変わる．

また，$P(\omega)$ には一定周波数間隔で**ディップ**（利得が急峻に減少すること）が存在し，電極間隔が狭いほど最初の周波数ディップは高い周波数へ移行する（図3.8参照）．このときの周波数ディップから伝播速度を逆に推定することができる．したがって，電極間隔を狭くすることで，高周波数成分まで計測できるようになり，MUAP波形の分離には好都合となる．ただし，狭い電極間隔は比較的浅い部分の筋線維の活動しかとらえていない点に注意が必要である．アレイ電極やマトリックス電極は，このような目的に使われるのである．

1.5　ダイナミックな運動時での計測

表面筋電図に関して行われた数多くの研究の結果，静的な運動時（等尺性収縮）では，筋電図解析から得られる種々の評価指標がどのような生理学的要因と関係があるのかが，かなり明らかになってきた．しかし，実際にダイナミックな運動では，まだ十分に生理的な要因との関連性が解明されていない．ダイナミックな運動時の表面筋電図計測では，アーチファクトの混入と，活動している筋線維に対する表面電極の位置に注意を払わなければならない．そこで，多チャンネル能

動アレイ表面電極を計測や解析に利用する[7]．

さらに，双極差動導出に与える神経支配帯の影響[8]も無視できない．神経支配帯を避けて電極を貼付することが理想的であるが，どの時点でどの神経支配帯が影響を与えているかは計測してみないとわからないのが現状である．ここで，神経支配帯といっているのは解剖学的な意味もあるが，活動して表面筋電位に影響を与える神経支配帯と理解するのが正しい．したがって，ダイナミックな運動時では，筋のサイズや解剖学的な理由で神経支配帯の影響をどうしても避けられない場面がある（図1.5）[9]．

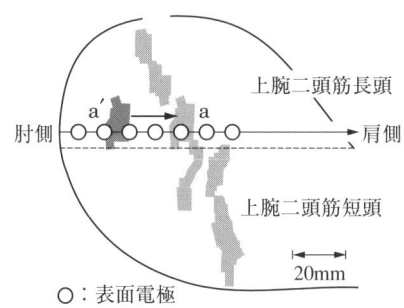

図1.5　ダイナミックな運動時での神経支配帯分布の a′からaへの移動
　　　（詳細は文献 8）を参照）

そこで，多チャンネルアレイ電極を使い，神経支配帯の影響を受けていないいずれかの双極差動導出ペアを選択する方法が提案されている[10]．すなわち，電極と神経支配帯との相対的位置関係が，チャンネルiの**積分筋電図**（Integrated EMG：$IEMG_i(t)$）や表面筋電図の**平均周波数**（MeaN Power Frequency：$MNF_i(t)$）に与える影響を調べた実験結果によれば，各双極差動導出ペアから推定された$IEMG_i(t)$，$MNF_i(t)$に対して

$$IEMG_c(t) = \max_i \{IEMG_i(t)\} \tag{1.1}$$

$$MNF_c(t) = \min_i \{MNF_i(t)\} \tag{1.2}$$

のように比較することで，神経支配帯の影響を抑えた$IEMG_c(t)$と$MNF_c(t)$が得

られる．

1.6 なにが計測できるのか

　等尺性随意収縮時とダイナミックな運動時とで，表面筋電図から評価できるものが変化する．表面筋電図は，いくつものMUAPが時空間的に重畳したものであるから，筋張力の変化による活動運動単位数の増減，筋疲労による伝播速度の変化，およびその原因となるものを評価できることになる（図1.6）[11]．

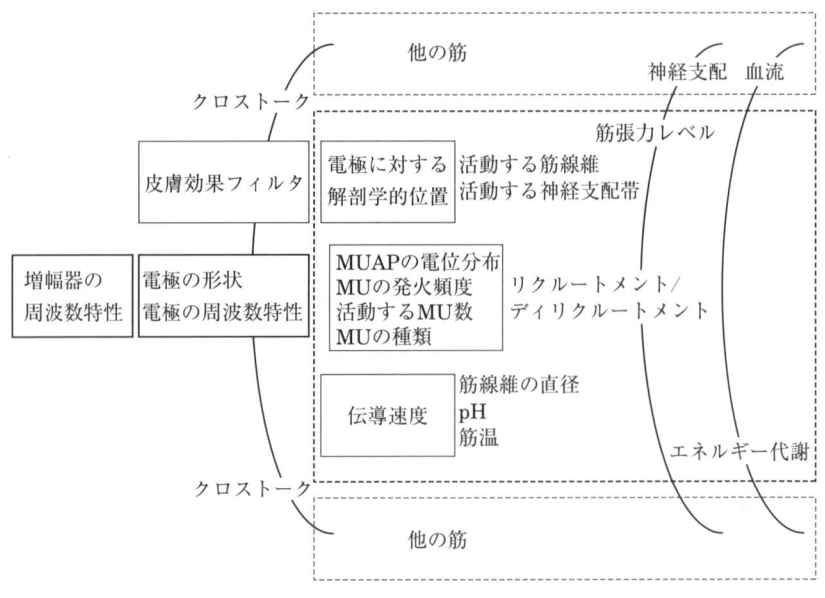

図1.6　表面筋電図に関係するもの（文献 4），10)を参照）

　さて，トレーニングやリハビリテーションの場面では，筋張力が低下した際に，意図的に力を弱めたのか，筋疲労によるものなのかの違いを評価することが必要と思われる．この違いを表面筋電図から評価できるであろうか？　実際には，とてもむずかしいが，表面筋電図からその情報は手に入れられそうである．筋張力

やパルスオキシメータによる血液中酸素飽和度では計測できない神経筋活動の情報を筋電図は与えてくれる．

1.7 まとめ

表面筋電図に関して，何が計測できているのかの問いに対しては，計測上の注意点をよく理解しておくことが肝要である．また，何が計測できるのかでは，図1.6の特徴をよく理解することが必要となる．

表面筋電図解析は個々のMUの発射時刻を調べる方法に代表されるようなミクロな展開，また，一方では人工ニューラルネットワークによる動作識別に代表されるように複数の筋活動を統合したマクロな展開がある．さらに，フィールドでの計測をより簡単にかつ信頼性の高いものとするための技術として，無線通信技術や装置の小型化による新たなウェアラブル計測法が登場しつつある．

参考文献

1) 鈴木良次：生物情報システム論, 1-12, 朝倉書店（1991）
2) 高井信勝（監訳）：フォン・ノイマンとウィーナー, 227-229, 工学社（1985）
3) Basmajian JV, De Luca CJ: Muscles Alive: Their Functions Revealed by Electromyography (5th ed.), Williams & Wilkins（1985）
4) 中村隆一，齋藤宏：基礎運動学（第五版），医歯薬出版（2001）
5) De Luca CJ, Knaflitz M: Surface electromyography: What's New?, CLUT（1992）
6) Lindstrom L, Magnusson R: Interpretation of myociectric power spectra: A model and its applications, Proc IEEE 65, 653-662（1977）
7) 木竜徹：表面筋電図の多チャンネル計測と筋活動機能の解釈, BME, 10, 38-46（1997）
8) Masuda T, Sadoyama T: Distribution of innervation zones in the human biceps brachii, J Electromyogr Kinesiol, 1, 107-115（1991）
9) 金子秀和，木竜徹，齊藤義明：動的運動時表面筋電図からの神経支配帯位置の推定, 電子情報通信学会論文誌DII, J75-DII, 808-815（1992）
10) 金子秀和，木竜徹，齊藤義明：双極導出表面筋電図測定における神経支配帯の妨害

およびその一低減法,電子情報通信学会論文誌DII, J74-DII, 426-433(1991)
11) De Luca CJ: The use of surface electromyography in biomechanics, J Appl Biomechanics, 13, 135-163 (1997)

第2章
計測とその準備

　最近は計測機器の改良や進歩により，昔に比べると格段簡便に筋電図が利用できるようになった．さらに，筋電図解析ソフトの普及によってデータ処理時の負担が軽減し，動作特性などの計測・評価にも手間がかからなくなり，体育・スポーツ科学，人間工学，心理学，リハビリテーション医学などの分野においても，気軽に筋電図が用いられる環境が整ってきた．

　しかしながら，表面電極を筋の直上の皮膚に貼る場面は依然として手作業であり，大変重要なプロセスである．電極を貼る所作は基本中の基本なので，これまでの筋電図マニュアルなどには書かれていないことが多く，導出してしまった解析に耐えない筋電図を前に時間を費やすこともよく見受けられる．だからといって，必要以上にむずかしいと思い込まなくてもよい環境が整いつつあることを強調しておきたい．

2.1　電極を貼る前に

　やみくもにたくさんの電極を貼って，PCの性能を活かし，力ずくで解析してしまうことが現代では可能ではある．しかしながら，膨大なデータを前にすると，いろいろな現象が目に入ってくるので，逆に焦点を見失ってしまうこともある．また，関係がありそうな筋群のすべてから筋電位を導出しておくと安心かもしれないが，導出チャンネル数が増えれば高額な筋電図計測機器が必要になり，計測準備に要する時間も延びてしまう．したがって，筋電図を検討する目的や現実の

実験環境を考慮しながら，予備的な計測を繰り返し，筋電位を導出する筋，部位を十分に吟味しなければならない．

さらに，電極を貼る前に考えておかなければならないことは，筋電位の解析区間を決められるように，動作局面が理解できる信号も同期させておくこと，被験者間，被験筋間で比較するために正規化の方法を考えておくこと，などいくつもある．以下に順次述べることにする．

1 動作に対応する被験筋を選ぶ

まず吟味しなければならないことは，どの筋に電極を貼るかである．基本的に表面筋電位は，皮下にある表層筋からのみ導出可能である．まず，検討したい動作，動作場面とそれにかかわる筋群の関係を明確にするためには，解剖学の成書[1〜4]と睨めっこすることが「始めの一歩」である．解剖学の成書については，巻末に参考文献を挙げコメントを付したので，参照していただきたい．それらをみながら，自分の体でその動作を繰り返し，どの筋群が使われているかを「感じる」ことも重要である．どの筋が使われているのか数回の動作で判断できなければ，軽く筋疲労を起こすまで動作を繰り返してみることも一計である．

その際に，動きの大きい関節周りの筋に目を奪われてしまうことや，筋負担における先入観に対して注意しなければならない．たとえば，床の物体（負荷）を棚に入れる際の筋負担をとらえたい場合，腰部だけの筋電図から評価することは危険である．負荷を担うために膝関節を中心とした下肢の筋群も，上肢や肩の筋群もかかわるからである．もし，膝の伸筋群を効果的に使っていれば，あるいは上肢や肩の筋力が強ければ，負荷が重くなっても，棚の位置が高くなっても，腰部の筋活動量は変わらないこともあり得る．

一方，筋電位は導出チャンネル数が少ない方が計測も解釈も楽だが，導出する被験筋を絞りすぎると，一見して同じ動作でも筋の使い方に個人差がある場合には対処できなくなる．たとえば，椅子からの立ち上がり動作における膝関節伸筋群の筋負担をとらえたい場合，外股ぎみで立ち上がる場合と，内股ぎみで立ち上がる場合では，大腿四頭筋の使われ方が微妙に異なる．図2.1は，ある被験者が

外股ぎみ（つま先が外を向いた姿勢）で立ち上がる場合（右側）と，内股ぎみ（つま先が内を向いた姿勢）で立ち上がる場合（左側）の筋活動パターンである．図から一見してわかるように，つま先が外を向いている場合は内側広筋の活動（振幅）が大きく，つま先が内を向いている場合は外側広筋の活動が大きい傾向にある．もし，1つの筋だけから筋電位を導出していたとしたら，この相違は観察できないのである．

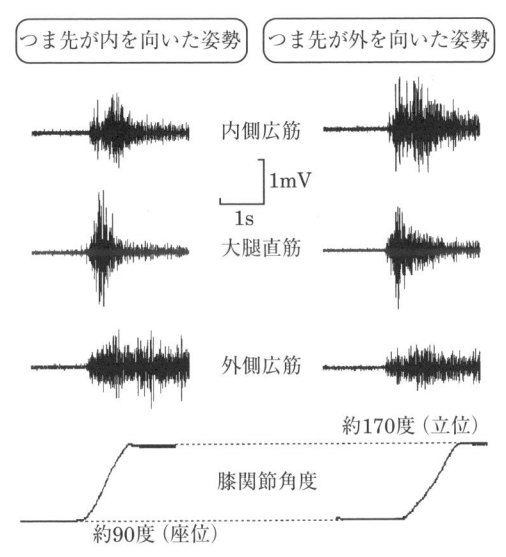

図2.1　椅子からの立ち上がり動作時における筋活動パターン

2　正規化の方法を考えておく

筋電図から筋活動のオン・オフや活動パターンを検討するだけなら，原波形そのままを用いても構わない．しかし，異なる被験者，異なる筋，異なる電極で計測した場合，筋活動量の計算値を個人間，筋間で直接比較するときには注意を要する．なぜなら，個人間，筋間で皮下脂肪の厚さ，皮膚インピーダンスなどが異なると，筋線維レベルで発生している電位は同じだとしても，電極レベルで記録される電位は異なるからである．したがって，ある筋活動量を，基準となる筋活

動量に対する割合で示す正規化（規格化，基準化，標準化，相対値化ともいう）という作業が必要になる．正規化の方法にはそれぞれ長所短所があり，どの正規化法を用いるのか，筋電図を検討する目的によってあらかじめ決めておかなければならない．

代表的な正規化法は，ある動作局面の筋活動量を対象となる筋の**最大随意収縮**（Maximal Voluntary Contraction：**MVC**）時の筋活動量に対する割合で示す**100％MVC法**である．図2.2に，100％MVC時の筋活動量，その50％MVCおよび15％MVCに相当する筋活動量のイメージを示した．ただし，MVCの発揮は，不慣れな被験者にはむずかしいので，休憩を入れながら練習を行い，さらに実際の計測も2，3回繰り返し，バラツキが小さいことを確認する．また，最大随意収縮は，まさに随意的な最大努力のもとに出力されるものなので，生理的にはもっと出力できるのに知らず知らずのうちに抑制してしまう，つまり最大筋力を出し切れていないという心理的限界の問題がつきまとう．また，高齢者を対象とする場合など，最大値を求めることに危険を伴う場合には適さない．

筋出力と筋活動量の関係は，ほぼ線形性（直線性）が保たれているが，筋出力が10％以下のように低い場合と90％以上のように高い場合では，線形性が崩れ

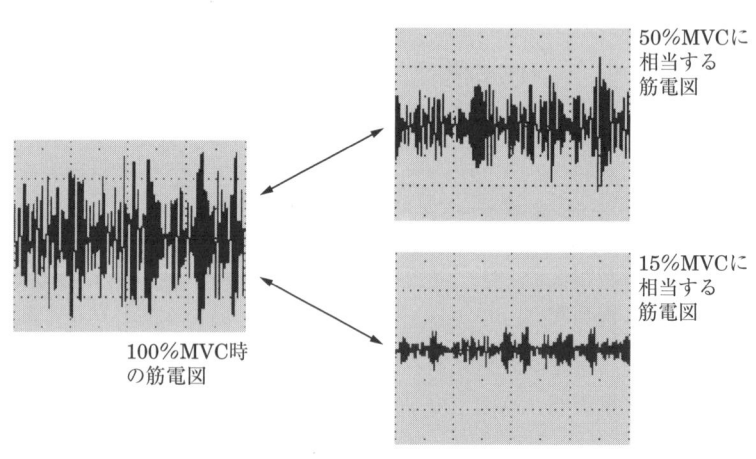

図2.2　筋出力と筋活動量の相対的イメージ

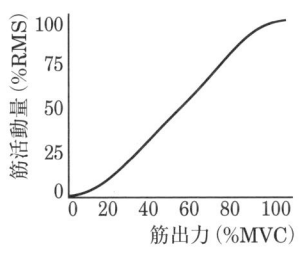

図 2.3　筋出力と筋活動量の関係（一般的概念図）

る局面がある（図 2.3）．また，この S 字状のカーブの形は，小筋群と大筋群では異なる場合もある．いずれにしろ，100％MVC 時の筋活動量はレベルオフ（頭打ち）を起こしているので，より正確に正規化するため，50％MVC 時の筋活動量を 2 倍した値を基準値とする **50％MVC 法** もある．ただしこの方法も，心理的限界の問題は拭えない．

心理的限界の問題を払拭するために，**最大 M 波法** もある．これは，最大上の電気刺激を対象となる筋を支配する神経束に与え，それによって現れる誘発筋電位反応（これを最大 M 波と呼ぶ）の振幅を基準値とする方法である．ただ，神経束を最大上で電気刺激できる環境とテクニックが必要となるので，一般的とはいえない．

正規化法のもう 1 つの代表例は，動作 A のときの筋活動量を動作 B のときの筋活動量に対する割合で示すという **課題間比較法** である．たとえば，前述の図 2.1 に示した筋電図から，つま先が外のときの筋活動量をつま先が内のときの筋活動量に対する割合で示せばよいのである．ただしこの方法では，筋力などの個人の能力差などに言及することはむずかしくなる．

3　同期させる力学的信号を考えておく

動作時の筋負担や動作特性などの計測・評価のために筋電位を記録する際には，動作との整合性を保つため，**力学的信号**（動作の情報）を同期させて記録しておくことが必要である[5]．たとえば，ビデオなどによる画像，関節角度計など

による屈曲・伸展などの動作方向，力量計やフォースプレートなどによる出力，反応の開始時点や歩行動作の離着床時点におけるスイッチ信号などのなかから，必要な力学的信号を筋電位と合わせて記録しておけばよい．各筋の活動が動作のどの局面にかかわるものなのかを同定できるようにしなければ，被験者間，被験筋間，動作間などの条件で比較することがむずかしくなるのである．図2.1では，膝関節に取り付けた角度計の出力も示し，立ち上り開始時と立ち上がり完了時が判別できるようになっている．

　一方，ビデオ画像の信号のサンプリングレート（サンプリング周波数）は一般的に30〜60Hz，高速度カメラで200Hzなどであり，筋電位のサンプリングは1000Hz以上が望ましく（詳しくは後述），両者を合わせて記録するには問題が生じる．このような場合には，ビデオ画像と筋電図の両者に同期信号を記録しておき，解析時にデータの補間などによって時間軸を合わせるようにすることが現実的であろう．

　また，筋電図と力学的信号を同期させてみるとき，筋放電開始から力学的信号の変化開始までの時間遅れである**電気力学的遅延**（ElectroMechanical Delay：**EMD**）があることを知っておくべきである．つまり，筋収縮が開始され，筋張力が生じ，自重や初期張力に勝って張力信号や角度信号が変化し出すまで，あるいは筋放電が停止して張力信号や角度信号の変化も収束するまでには，約30〜100msのEMDが存在するのである．このEMDは手指などの小筋群では短く，下肢などの大筋群では長い．また，筋収縮速度，運動制御能力などの個人差によっても異なる．

　反応時間課題における筋電図と力量計の信号，さらにスイッチ信号の時系列パターンを図2.4に示した．**筋電図反応時間**（ElectroMyoGraphical Reaction Time：**EMG-RT**）はPreMotor Time（PMT），EMDはMotor Time（MT）と呼ばれることもある．**機械的反応時間**（Mechanical Reaction Time：**M-RT**）は，EMG-RTとEMDの合計値となる．つまり，反応刺激に対して筋電図上に筋活動がみられ，EMDがあってから力量計の信号が立ち上がる．さらに，ある程度の力が発揮されてからスイッチングが開始されるが，この時間差は計測に用いるス

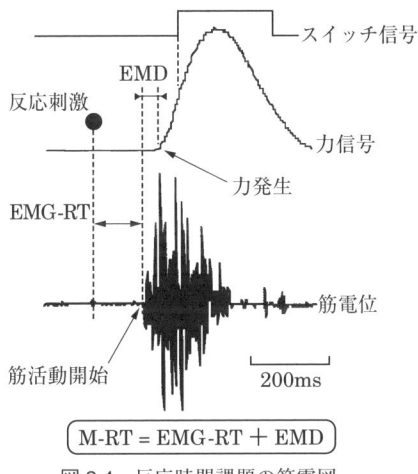

図 2.4 反応時間課題の筋電図

イッチの応答特性による．たとえば，バネの強い，ストロークの長いスイッチを用いると，当然この時間差は延長するのである．

4　筋電図活用の方向性について

　筋電図は通常，どのように活動がみられるか，どれくらい活動がみられるかを期待して用いられることが多い．しかしながら，どれくらい活動がみられないかということに焦点をあてて筋電図を利用することもある．たとえば，筋電位を音や光に変換して，過緊張状態を認識させ，音がしない，あるいは光らないことを頼りにリラックス状態へ誘導する方法（バイオフィードバック法）がある．また，動作学習場面において，円滑な動作遂行を阻害する無駄な力を認識させるために，無駄な筋活動を筋電図にしてみせ，その無駄な力を抜くようにアドバイスすることも有効である場合がある．

　図 2.5 に，肩の外旋動作において，**インナーマッスル**と呼ばれる深層にある腱板筋群（棘上筋，棘下筋，小円筋）を選択的に活動させている場面の筋電図を示した（右側）．この図の筋電位波形は全波整流したものである．五十肩やスポー

ツ障害などリハビリトレーニング初期では，三角筋などの**アウターマッスル**を活動させないで，インナーマッスルを選択的に活動させるレベルの低負荷トレーニングが必要とされている[6]．ただ，図2.5に示したインナーマッスルの筋電位は，筋内に埋入させるワイヤー電極を用いないと導出できず，当然，侵襲的な計測となる．しかし，アウターマッスルだけから筋電位を導出して，筋活動がみられないのに筋出力がみられる低い負荷レベルでトレーニングを行えば，結果としてそれはインナーマッスルの選択的トレーニングになっているのである[7]．

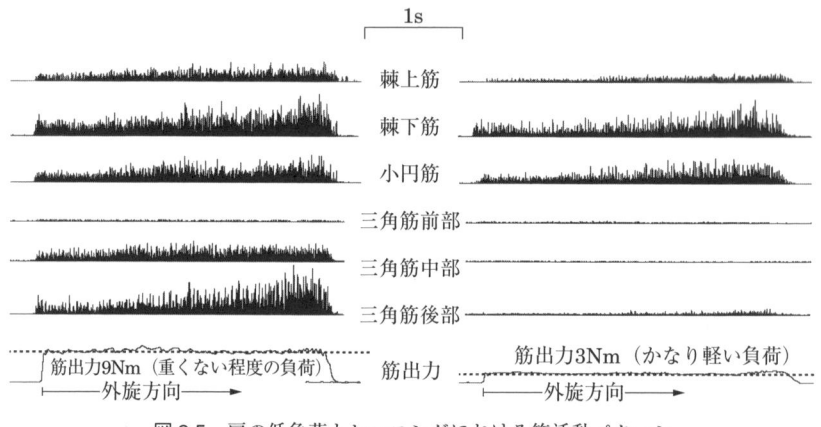

図 2.5　肩の低負荷トレーニングにおける筋活動パターン

このように，筋活動がみられないことに焦点をあてて筋電図を利用する際に重要なことは，微妙な筋活動量を取り扱うので，よりノイズレスな筋電図を得ることに労を惜しまないようにしなければならない．いずれにしても，計測を始める前に，なぜ筋電位を計測するのか，どのように筋電図を活用するのか，どのように解析および評価するのかを十分に吟味しておくべきなのである．

2.2　記録方法の選定と設定

電極，増幅器および記録器の選定や設定を行う前に，筋電図をどのように役立てるのかをよく考えておかなければならない．たとえば，①筋放電開始，持続，

停止をみて，動作に関与する筋が活動しているか否か（オン・オフ）や各筋の活動順序などの筋放電パターンを検討する，②どの程度使われているかなどの定量的解析をする，③あるいは筋電図の周波数解析も行う，などの目的が考えられる．これは，筋電図解析の目的によって用いる電極の種類が異なるだけでなく，増幅器の設定もいろいろであるからである．具体的には後述するが，要するに，手持ちの機器によって研究の目的と内容が制限される場合もあり，逆に，研究の目的と内容によっては高機能の機器でなくても用が足りるのである．

1 電極

電極や増幅器（生体アンプ）には，多くの種類がある．筋電図をどう解析するかによって，用いる機種を選ぶことができる．できれば高精度の機種を用い，精密に筋電位を導出するにこしたことはないが，その環境に恵まれていなくても，限界をわきまえれば筋電位の導出をあきらめる必要はない．また，PCに搭載された波形解析ソフトにフィルタなどの機能が充実していれば，高機能の生体アンプでなくても解析に耐える筋電図を得ることが可能である．

電極の種類，電極間距離，フィルタ設定などによる波形への影響の詳細は，論文や成書[5,8,9]にあるので割愛するが，第7章で詳しく述べるように，Journal of Electromyography and Kinesiologyの巻末に記載されている記述「Standards for Reporting EMG Data」には一度目を通しておくことを勧める．ここでは，基本の設定のみを簡単に記しておく．

一般に，電極直径や電極間距離が長くなると，高い周波数帯域の筋電図を記録しづらくなり筋電位波形が平坦化する，あるいは隣接する筋からのクロストークが混入する危険性が高くなる．ただし，ある程度長い方が，対象となる筋の全体的な筋活動を導出でき，筋線維方向に対する電極のわずかなズレの影響を抑えられる．逆に，電極直径が小さすぎると皮膚と電極との接触インピーダンス（接触抵抗）が増え，ノイズを多く含んだ波形になったり，電極間距離が短すぎると発汗によって2極が短絡してしまうこともある．そこで現在のところ，一般的な**受動電極**（図2.6(a)，(b)）を用いる際は，露出金属部の直径5〜10mmの電極を

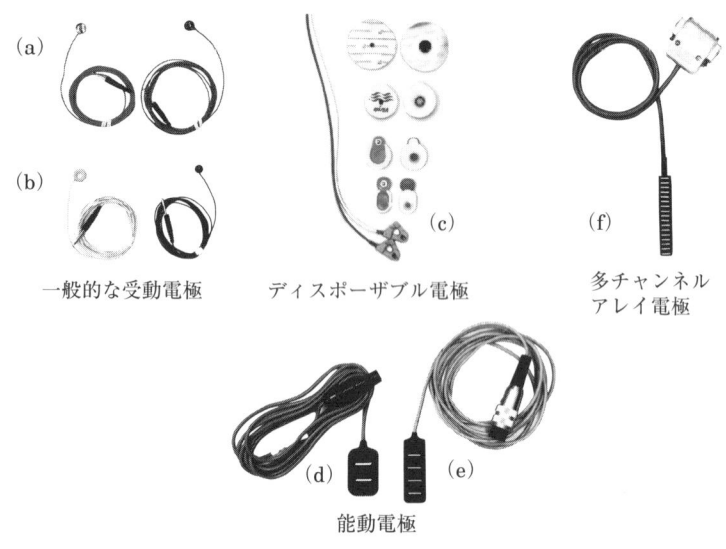

図 2.6 電極の種類

用い,電極中心間距離を 10～20mm とするのが標準である.下肢などの大筋群から筋電位を導出する際は,直径,間隔ともに大きい電極を用いて構わない.しかし,手指などの小筋群から導出する際は小さな電極を用いることを勧める.

市販されているディスポーザブル電極では,皮膚との接着部を含めた直径が,小さいもので 20mm,導通部も小さいもので直径 12mm である(図 2.6(c)).この種の電極は着脱が便利であり,接触面積が大きく抵抗が小さくなるので,ノイズ成分が少ない波形を得ることができる.しかしながら,必然的に電極間距離が大きくなることによる問題や,クロストークの問題が生じやすいので,前腕や手指などの小筋群には避けた方がよい.

能動電極は金属バーが 10mm 間隔で並んでいるものが多い(図 2.6(d),(e)).実際に使ってみると非常に便利な電極である.能動電極はアンプ部分を含め商品化が進み,小型軽量化を中心にまだまだ進化中である.また,多チャンネル**アレイ電極**(図 2.6(f))では,筋電位の伝播パターン(図 3.4 参照)を探ることができる.

2　増幅器の感度

多用途筋電計は，以前は大型冷蔵庫のような大きさであったが，小型軽量化がなされてきた（図2.7）．今後は電極と一体化されたり，身体に装着するウェアラブルタイプや，無線タイプの普及が期待される．

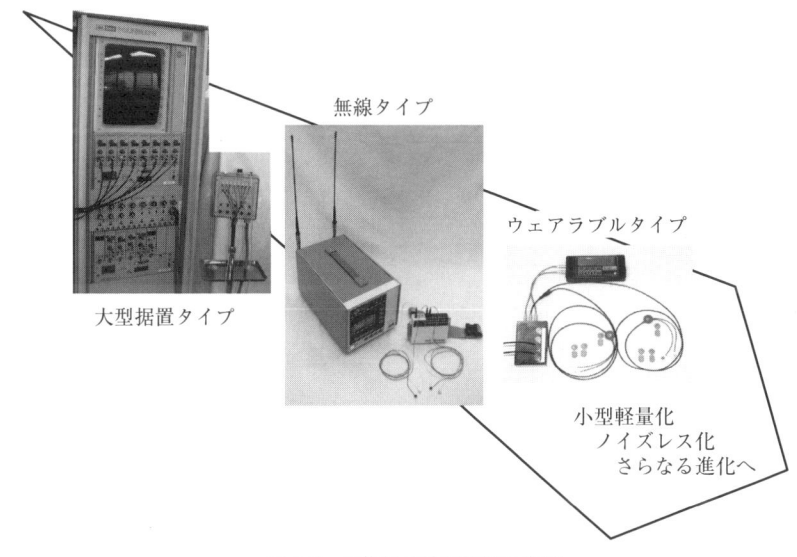

図2.7　生体信号計測装置の変遷

　増幅器の**感度**（**ゲイン**），時定数およびフィルタは，表面筋電位の特性を考慮して設定しなければならない．筋内で発生した電位は，皮下の組織を伝導して体表に到達するまでに1/1000以下に減衰するといわれ，体表で得られる電位の大きさは数十 μV～数mVほどである．これを100～10000倍に増幅し，通常，オシロスコープやペンレコーダなどの記録器上で1mV/cm程度になるように，感度を調節する．また，計測を始める前に，**校正**（Calibration：**CAL**）スイッチを操作して，校正値を記録しておく．校正値がないと，筋電位振幅の絶対値を計算したり比較したりすることができなくなる．増幅器や記録器のゲインを記録しておけば，計算によって絶対振幅値を求めることも原理的には可能であるが，往々

にしてこのような記録を紛失したり，記録があいまいになったりするので，校正値の記録は習慣として身につけるべきである．

3　周波数特性

　周波数特性のうち，帯域通過の下限周波数は**時定数**で表現されることが多い．時定数 τ 〔s〕から遮断周波数 f_c 〔Hz〕への変換式は $f_c=1/(2\pi\tau)$ である．時定数の設定では，表面筋電図の周波数成分は5〜500Hzに分布するといわれているので，標準的には0.03sを用いる．0.03sでは，5.3Hz以下がカットされることになる．時定数の設定機能がなく，**ハイパスフィルタ**（低域遮断フィルタ，ローカットと表示されることもある）機能をもつ機種でも，表面筋電図の周波数帯域を参考に設定すればよい．

　ローパスフィルタ（高域遮断フィルタ，ハイカット）については，標準的には1kHz以上が望ましい．一方，アナログ／デジタル（AD）変換する場合には，ナイキストの定理により，サンプリングする観測信号の最高周波数成分が，サンプリング周波数の半分以下でなければならない．そうでないと，元の信号の周波数成分と異なる周波数のパワーが現れることになる．これは**エイリアス**と呼ばれる．エイリアスとは，「別名，偽名」の意味である．ここでは，アナログ的な連続信号をデジタル的な離散値に不十分にサンプリングした場合に現れる，もとのデータには含まれていない周波数パワーの虚像成分のことである．

　それでは，サンプリング周波数をどの程度に設定すればよいかであるが，これは，フィルタの減衰の傾き（dB/Octave）と，そもそも元の信号にどれだけのパワーがあるかに依存する．高域遮断1kHzで，サンプリング周波数5kHzならばまったく問題はないが，それではデータの量が多くなるので，もっと低いサンプリング周波数でもよい．実際に表面筋電図の場合は，その周波数成分は5Hzから500Hzまでといわれているので，高域遮断1kHz，サンプリング周波数2kHzがよく用いられている．ただし，ここで遮断周波数1kHzというのは，あくまでフィルタにより減衰が始まる周波数であって，入力信号によっては，それ以上の周波数においてもだんだん弱くなりながらも信号のパワーが残っている可能性があ

る．その場合には，単純にサンプリング周波数を倍の2kHzとするとエイリアスが生じる．いずれにしても，一度，サンプリングした筋電位信号を周波数変換して，どのような周波数成分を含んでいるかを確認しておくことが望まれる．

4　入力インピーダンス

　増幅器の選定にあたっては，**入力インピーダンス**が重要である．増幅器の入力側に電圧を加えたときに，どれだけ電流が流れるかの比率が入力インピーダンスである．インピーダンスは電気抵抗を一般化したもので，電圧と電流が比例する抵抗要素に加えて，コンデンサやコイルなどの位相変化を含んでいる．増幅器の場合には，抵抗成分とコンデンサによる電気容量が並列に結合されたものとみなしてよいので，何メガオーム（MΩ），何ピコファラド（pF）のように表示される．

　オームの法則によって，体内で発生した電位変化は直列に接続された皮膚抵抗と増幅器の入力抵抗に分配される．また，交流成分については電気容量の大きさが影響する．入力抵抗が皮膚抵抗に比べて小さく，入力容量が大きいと，体内で発生した電位変化の多くが皮膚側に加わり，増幅器で検出される電圧は小さくなる．ここで，**皮膚インピーダンス**は状況によって変化することにも注意が必要である．以上のことから，筋活動を正しく取り出すには増幅器の入力インピーダンスはできるだけ大きい方がよい．

　一般的な生体増幅器の場合には，入力インピーダンスの抵抗成分は10〜100 MΩ程度のものが多い．装置によってはマニュアルをみても，入力インピーダンスが明記されていないこともある．増幅器入力インピーダンスは簡単なテスターで計測できるようなものではないので，そのような場合にはメーカーに確認する必要がある．

5　同相除去比

　増幅器の特性を表す指標の1つとして**同相除去比**（Common Mode Rejection Ratio：**CMRR**）がある．理想的な差動増幅器の場合，2つの入力端子間に発生する電位差だけを増幅し，アースに対して2つの入力端子に同じ振幅で入力され

た電位は増幅されない．しかしながら，実際には，この同相成分の電圧も出力に幾分かの影響を及ぼす．

たとえば，2つの入力端子間の電位差が1mVでこれを1000倍に増幅して，1Vの信号が出力されたとする．これと同時に，同相成分としてアースと入力端子間に1Vの電位差があり，その成分が出力端で0.1Vとして出力されたとすると，同相除去比は，出力端での値を同じ1Vとして，入力端に換算して同相成分10V，差動成分1mVなので，10/0.001=10000となる．これをデシベル〔dB〕で表すと，$20 \log 10^4$ dB＝80dBとなる．

同相除去比は，増幅器に固有の特性で，装置を購入してしまったら変更したり設定できるものではないので，あくまで購入する前の目安である．また，同相除去比だけで装置の性能が規定されるわけではないので，数値そのものよりも，自分が普段使用する環境下で，筋電位が正常に計測できれば，さほど気にする必要もないであろう．ただし，重要な特性の1つなので，値が不明な場合にはメーカーに問い合わせて確認しておくのがよい．特に，メーカーによってはカタログやマニュアルに，このような数値が記載されていないことがある．

6 記録器

ひと昔前は，記録方法というとオシロスコープに表示された筋電位波形を写真に撮り，振幅をノギスなどで直接計測し，評価していた．あるいは，ペンレコーダを用いて記録紙に画かれた筋電位波形を計測・評価していた．最近は筋電位信号をすぐにAD変換してPCに取り込み，解析ソフトによりほぼリアルタイムで計測・評価できるようになった．電極が正確に貼付され，増幅器の設定も適切であれば，この方法でなんら問題はないが，AD変換中にPCがハングアップ（フリーズ）することも皆無ではない．何度も試技を繰り返せる場合は必要ないが，学習効果を検討する場合など1回1回の試技に重要性が高いときは，一度データレコーダに精度よく記録しておくことを勧める．

AD変換の際の**サンプリング周波数**に関しては，もし「3.2 平均振幅」で詳述するような振幅情報の定量的評価をしたいのならば，できれば2kHz以上，少な

くとも1kHz以上で行う必要がある．周波数解析をしたいのならば，前述の筋電位信号の周波数特性や増幅器の設定を考慮し，できれば5〜10kHz，少なくとも2kHzで記録できる環境が必要である．逆に，関与する筋のオン・オフ（活動しているか否か）だけをモニターし，力学的信号の検討を主に行う場合には，あまり勧められないが，力学的信号を記録する際の500Hz以下で筋電位信号もAD変換してしまう前例もある．

　ペンレコーダやオシロスコープはもう必要ないと思い込むことは早計である．筋電位記録中は，どのようなアーチファクトが，どのようなタイミングで混入するか予測できない．常に，原波形をモニターし，導出されている筋電位波形が解析に耐えられるものか，**シグナル対ノイズ比**（Signal to Noise ratio：**S/N比**）は十分か，高い筋電位が出現したときに振り切れないか（オーバーしないか）などを，目を光らせてチェックしておくべきである．その手段として，これまではペンレコーダあるいは周波数応答特性の優れたサーマルアレイレコーダなどを活用するのが一般的であった．これからはデジタルオシロスコープや波形解析ソフトのオシロスコープ機能を用いる方法が一般的になるであろう（図2.8）．

　最後にペンレコーダやオシロスコープの設定であるが，増幅器の設定とは別で

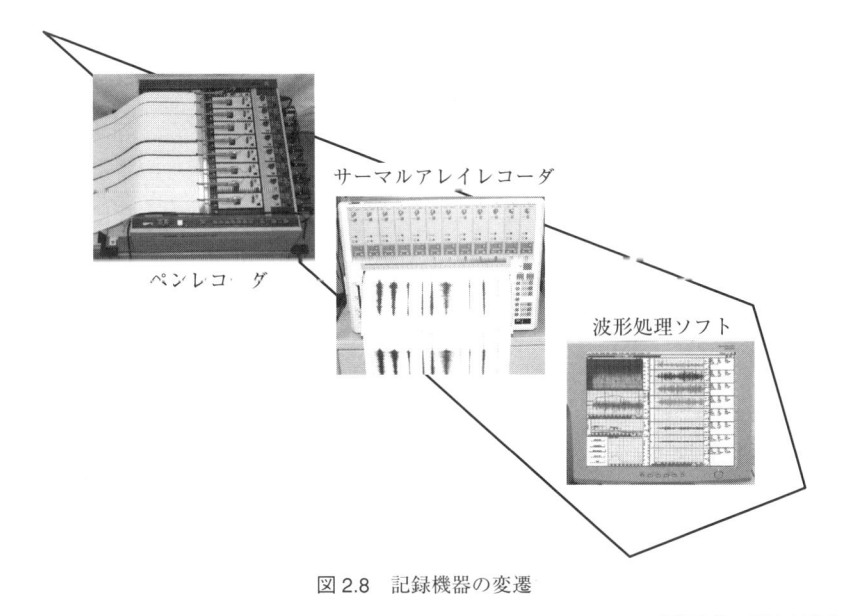

図2.8　記録機器の変遷

ある．筋電位波形の表示速度（ペーパースピード）は，5〜25mm/s 程度が標準的である．これらの感度は，表示するチャンネル数などを考慮してみやすいように設定して構わない．

2.3 電極の貼付

ようやく電極を貼付する段である．ただし，実際に計測を始める前に，まだまだ下準備が必要である．まず，電極貼付の位置を決めるために，神経筋接合部の位置と筋線維の走行方向を確認しなければならない．次に，ノイズを少しでも低減させるために，皮膚抵抗を低減させるための処理をしなければならない．さらにアース電極を貼付する位置を決め，その位置の皮膚抵抗も低減させなければならない．

1 神経支配帯を探す

まず，筋電位を導出したい筋のどこに電極を貼付するかである．これまでは，電極の貼付位置は筋腹，あるいは**運動点**（**モーターポイント**：一定強度の経皮的電気刺激によって最大の筋収縮が得られる点）としている場合が多い．しかし，運動点は神経終末（神経筋接合部）が筋に付着している部分，つまり神経支配帯にあたり，筋腹付近に分布している．仮に，神経筋接合部を挟んで等距離に2つの電極を貼付してしまうと，図2.9に示したように，接合部から両側（近位と遠位）へ筋内を伝播する電位がお互いを相殺して記録され，振幅が小さい，あるい

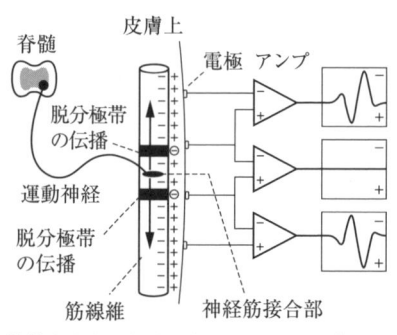

図 2.9　神経筋接合部と電極との位置関係による筋電位波形の違い

は平坦な波形になってしまう[10]．したがって，筋腹付近で，2つの電極で神経筋接合部を挟まないように貼付するように注意を払うべきである．

とはいっても，神経支配帯が視認できるわけではない．厳密にいえば，多チャンネルアレイ電極（図2.6(f)）を用いて神経筋接合部を同定したり，電気刺激により運動点を同定したり，あるいは神経筋接合部は皮膚抵抗値が低いので皮膚抵抗を調べて最も低い部位を同定しなければならない．しかしながら，通常は多チャンネルアレイ電極，電気刺激装置，皮膚抵抗計がない場合の方が多く，実際に行うにはテクニックも要するのである．

そのようなときには，筋腹付近をやや外して思いきって電極を貼ってしまう．ただし，そのまま計測を始めず，図2.10に示したように安静レベルの振幅と最大筋出力時の振幅の差が十分にあり，筋出力の増大とともに筋電位振幅も増大しているかどうかを確かめておくことが大切である．2極が一体化された能動電極（図2.6(d)）を用いる場合でも，上記の作業は同様である．

さまざまな筋における神経支配帯の位置を，第7章に示した．神経支配帯の位置や分布には個人差があるが，実例として参考になるはずである．

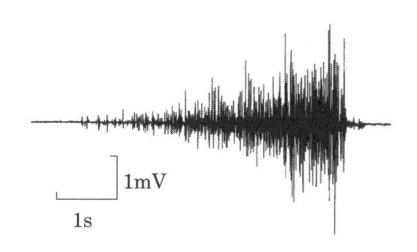

図2.10 良好な筋電図の例（筋出力の増大に伴う筋電位振幅の増大）

2 筋腹と筋線維方向を確認する

さて，ではどのようにして筋腹や筋線維方向をみつけていくのか．対象者が筋肉質である場合はわかりやすいが，形態的特徴によっては，みるだけではわからないことが多い．まずはその筋の起始と停止（筋と骨の付着部），紡錘筋であるか羽状筋であるかなどの筋の形状を解剖学の成書[1〜4]で調べておく．筋線維の長

軸ラインと2つの電極のラインがずれる（角度がつく）と筋電位波形も歪んでしまうからである．次に，被験者に筋を収縮したり弛緩したりを繰り返してもらい，その筋の幅（端）を手で触りながら中央部を確認する．その筋幅の中央部で，収縮させた際に筋が最も盛り上がる付近に目印をつけ，筋線維方向に沿って，その目印を挟んだところに電極を置く．このように，目と手と知識を駆使しながら電極貼付位置を探っていくのである（図2.11）．

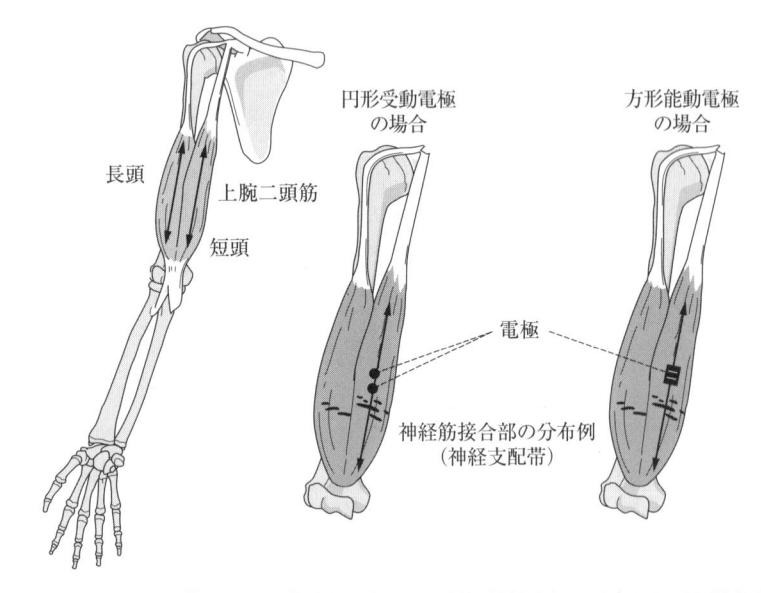

図2.11　上腕二頭筋における筋線維走行および神経筋接合部の分布例と電極貼付例

さらに，関節角度の変化を伴う動的収縮の際には，筋収縮により皮膚上の電極位置と神経支配帯の位置とが相対的にずれることによって影響が出る[11]．周波数解析をする場合には特に考慮しなければならないが，対処法については，「1.5 ダイナミックな運動時での計測」を読み返してほしい．

3　皮膚抵抗を低減する

モーション・アーチファクトによる基線揺れや交流雑音などのノイズ成分を抑え，S/N比を高く保つために，電極貼付部の皮膚抵抗を低減させ，電極と皮膚の

接触インピーダンスをできるかぎり低くしなければならない．皮膚抵抗の低減には，昔は紙ヤスリなどで擦っていたが，皮膚へのダメージもあるので，現在ではほとんど行わない．

　受動電極を用いる際は，コンパウンドを混ぜたペーストがあるので，それを脱脂綿などにつけて擦り，アルコールでよく拭く．さらに乾いた脱脂綿などで乾かすなど，十分に仕上げてから電極を貼付する．最近は機器の進歩により，ここまでで十分にノイズレスな波形を得ることができる．それでも基線の揺れやノイズ成分が残る場合は，**プリパレーション**を行うとよい．プリパレーションとは，針の先で，電極中央部にあたる皮膚の表組織1枚を剥がす作業である．表組織1枚程度であるから当然ながら出血はしない．能動電極を用いる場合は，アルコールで拭くだけでも十分であるが，念のため皮膚処理用のペーストなどで擦ることを勧める．

4　電極を固定する

　ディスポーザブルタイプ以外の受動電極では，カップのなかに**電極ペースト**（高い導電性をもつ糊状のもの）を注入するタイプが多い．ペーストはカップのなかに過不足なく注入しなければならない．カップにすりきり一杯注入したつもりでも，カップの隅にペーストが詰まっていない隙間があったり，皮膚に吸収されたりして，貼付後カップ内にペーストが満たされていない状態になると接触インピーダンスが大きくなってしまう．表面張力が効いている状態のように，カップからペーストが微妙に盛り上がっている程度がちょうどよい．

　次に，電極を貼付位置に置き，テープなどで皮膚に固定する．テープはサージカルテープなど，粘着力が強くて薄いものを用いることを勧める．各電極に専用の両面固定シールを用いるのも便利である．

　これでとりあえず完了である．しかしながら，ペーストが皮膚になじむ前，つまり接触インピーダンスが落ち着く前に計測を始めてしまうと最初の筋電図はノイズ成分が残り，基線が太くなる場合がある（図2.12）．そのようなときには，貼付後10〜15分経てから計測を開始した方がよい．また，確認作業として，電

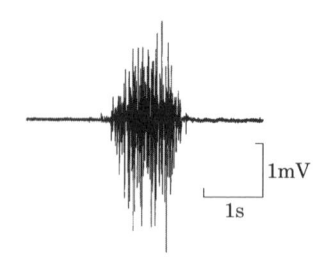

図 2.12 受動電極貼付直後の筋電図の例（基線が比較的太い）

極間抵抗（電極間インピーダンス）を測定しておく．一般に20kΩ以下で，できれば5kΩ以下であることが望ましい．機器の種類によっては抵抗計測機能が付属されているものもある．

5 アース電極を貼る

　筋電位を導出する筋の直上に貼付する電極は**導出電極**（記録電極，信号電極，探査電極とも呼ばれる）といい，その筋とは無関係の部位に貼付する電極を**アース電極**（**接地電極**とも呼ばれる）という．アース電極にも，導出電極と同様に電極ペーストを用いるタイプ，円板状の金属板を固定するタイプ，板状の導電ゴムを固定するタイプ，帯状の金属板や水を含ませた布を巻きつけるタイプなどさまざまな種類がある．いずれにしろ，導出電極を貼付する場合と同じく，アース電極貼付部位の皮膚抵抗を低減する処置をしっかりと施しておかなければならない．

　アース電極貼付位置は，一般には手首，足首，肘部，膝蓋骨上，第7頸椎付近など，皮膚直下に筋がない，あるいは筋から遠い部位に貼付するのが望ましい．アース電極を1つ貼付してもノイズ成分が十分に除去できないときは，面積の大きいアース電極を用いたり，複数個を貼付する．皮膚と電極との接触面積が大きくなれば，当然接触抵抗も小さくなり，ノイズ成分も小さくなる．裸足になって接地コネクタに接続された大きな導電板の上で動作することも一案である．ただし，アース電極を複数個用いる際は，機器側の同一アース端子に接続する．

2.4 諸問題対策

よく直面する具体的な問題と，その解決方法をいくつか挙げてみたい．

1 振幅が小さい

増幅器や記録器のゲインを上げても，筋電位の振幅が小さいと感じるときは，電極の位置を変えてみると解決する場合が多い．前述のように電極間距離が広すぎること，2つの電極のラインが筋線維方向とずれていること，たまたま神経筋接合部の直上付近に電極を貼ってしまったこと，などが原因となっている場合が多いからである．

2 交流雑音を除く

交流雑音（ハム）が混入した筋電図の例を図2.13に示した．交流雑音の除去にはハム・フィルタも有効であるが，できるだけ用いず最後の手段とした方がよい．ハム・フィルタは，50Hzあるいは60Hz付近を選択的に減衰させるので，筋電位成分にも影響を与えてしまうからである．特に周波数解析を行いたい場合は，ハム・フィルタを用いないで記録できるように工夫しなければならない．

交流雑音がみられる場合は，最初にアース電極の接続を再確認する．アース電極のリード線は，通常，計測機器のアース・コネクタにつながり，最終的には実

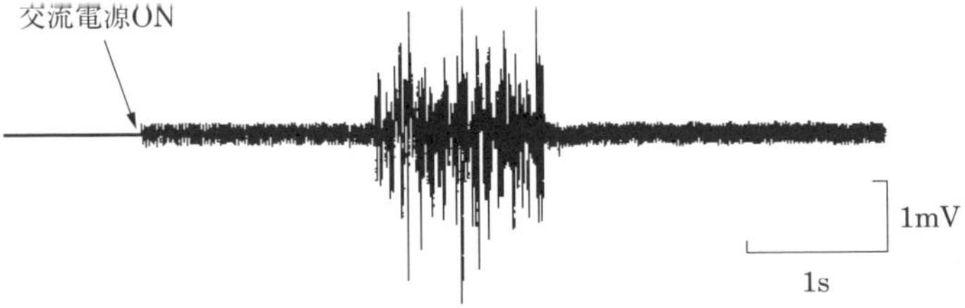

図 2.13　交流雑音の入った筋電図の例

験室の壁などにある接地コネクタに接続される．これらの各接続部が，確実に固定されているか確認するのである．バネの緩いワニグチ・クリップなどで接続していると，アース機能を果たしていない場合もある．

　それでもノイズ成分が残る場合は，以下を参考にありとあらゆる方策を実行する．①皮膚に添付するアース電極の接触面積を増やす．②電極からのリード線おのおのがシールドされているタイプのものを用いる．③計測時に使用する椅子，机，ベッドなどの金属部分を接地コネクタにつなぐ．④周辺にある計測には関係のないすべての電気機器をOFFにする．⑤関係のない電気機器の電源コードも抜いておく．⑥磁界が生ずる可能性があるので電源コードをグルグルまるめたりしない．⑦蛍光灯もOFFにしてみる．⑧電源コードをつないだ同じコンセント（分岐器など）から，他の機器類が発生するノイズを拾っている場合もあるので，筋電位計測関係の機器と他の機器のコンセントを別系統にしてみる．⑨運動負荷装置のモーターなどがノイズ源で，OFFできずに困る場合は，少しでもそれを遠ざける，あるいはそれを小型シールド箱へ入れてしまう，などである．ただし，電極自体の不良，機器自体のメカニカルな異常の場合もあるので，日頃のメンテナンスも大切である．

3　接地コネクタを疑う

　壁や床に埋め込まれている接地コネクタが，隣りや上下階など他の実験室と共用（同系統）である場合，他の実験室にある機器から発生するノイズを逆にもらってしまうこともある．このような場合は，別系統の接地コネクタを利用する．実験室の接地コネクタの数，あるいは性能が十分でないときは，市販のアース棒を購入し，実験室近くの地面に穴を掘って埋め，それを用いると効果があるときもある．ただし，可能なかぎり筋電位の導出に関係するアースは1つに統合した方がよい．なぜなら，複数の機器や身体に接触する装置のアース電位を同じに揃えることにより，それらの間を行き交う交流電流を低減させ，ノイズを小さくできるからである．

　さらに，別系統の接地コネクタを複数同時に使用することは，ノイズ源を特定

できなくなるのという意味でも避けた方がよいのである．ノイズ除去に水道管を用いると効果があるときもあるが，最近は本管が非金属だったり，危険な場合もあるので，安易に利用しない方がよい．

4 基線が揺れる

　電極リード線が動作に伴って揺れる，あるいは引っ張られることにより，モーション・アーチファクトが混入し，筋電位の**基線**が揺れる場合がある（図2.14）．まずは関節可動域を妨げないように注意しながら，サージカルテープなどでリード線を皮膚上にとめるとよい．また，この種のノイズの周波数は比較的低いので，フィルタを用い10～20Hz以下をカットすれば，主な筋電位成分を損なうことなく基線揺れを除くことができる（図2.14下段）．

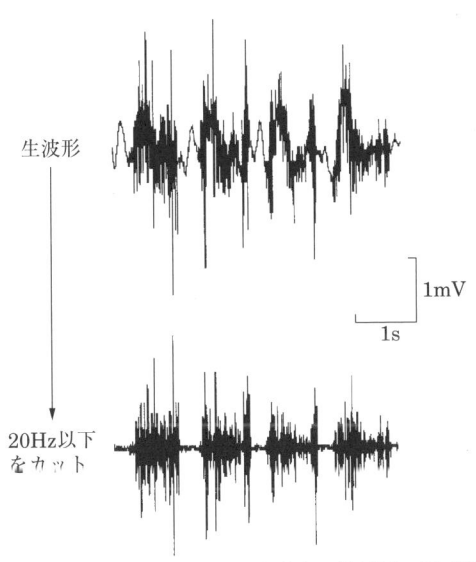

図2.14　モーション・アーチファクト入りの筋電図の例（基線揺れ）

　すばやく大きな動作中における筋電図には，20Hz以下ではカットできないモーション・アーチファクトが残ることがある．この場合，フィルタの設定を変えるか，時定数を0.03sから0.003sに変える方法がある．多くの製品は，0.3，

0.03，0.003sなどの間隔で時定数が設定できるようになっている．しかしながら，時定数0.003sを用いると53.1Hz以下がカットされることになるので，筋電位の低周波成分の一部も損なわれる問題があり，マイナス面をわきまえて用いなければならない．そのほかにも，前述したプリパレーションによって皮膚抵抗を下げたり，能動電極を用いると基線揺れを抑えることができる．

　大胸筋や僧帽筋など体幹の筋から筋電位を導出すると，規則的に基線が揺れる場合がある．だいたい0.8秒から1秒に1回のペースで現れているのなら，それは心電位である．導出電極とアース電極で心臓を挟まないように，アース電極の位置を変えれば消える場合が多い．

　表面筋電図に混入したアーチファクトの特殊な除去法についてさらに詳しく知りたい場合は，参考文献に載せた論文や著書を照会されたい[12〜14]．

　筋電図中の波形がノイズか信号か，現れたアーチファクトの原因は何などの判読に自信をもつためには，ノイズを嫌わず，むしろ数多く体験し，ノイズ源を推理してみることである．故意にさまざまなアーチファクトを起こして体験しておくことも良策である．そうすれば，本番の計測の際，慌てず騒がず，すばやくノイズ成分を除去できるようになるはずである．

参考文献

1) 栗山節郎（監修）：身体運動の機能解剖，医道の日本社（1997）
2) 河上敬介，小林邦彦：骨格筋の形と触診法，大峰閣（1998）
3) 足立和隆（訳）：よくわかる筋の機能解剖，メディカル・サイエンス・インターナショナル（2000）
4) 坂井建雄，松村讓兒（監訳）：プロメテウス解剖学アトラス，解剖学総論／運動器系，医学書院（2007）
5) 吉澤正尹：筋電図－表面筋電図の記録・分析入門－，Jpn J Sports Sci, 14, 89-98（1995）
6) 木塚朝博，八十島崇，埜口博司，金子文成，白木　仁，宮永　豊：肩外旋動作に伴う表層筋群と腱板の筋活動様相，バイオメカニズム，16, 117-128（2002）
7) 木塚朝博，山口晴信，高松　薫：肩の低負荷トレーニングとして有効な負荷範囲と動作角度範囲の検討，バイオメカニズム，15, 213-223（2000）

8) 熊本水頼：筋電図の基礎と展開，Jpn J Sports Sci, 2, 664-670（1983）
9) Basmajian JV, DeLuca CJ: Muscles Alive: Their Functions Revealed by Electromyography(5th ed), Williams & Wilkins（1985）
10) Masuda T, Sadoyama T: Distribution of innervation zones in the human biceps brachii, J Electromyogr Kinesiol, 1, 107-115（1991）
11) 斎藤健治，岡田守彦，佐渡山亜兵，増田正：筋長増加にともなう表面筋電図の徐波化とその機構，脳波と筋電図，24, 317-324（1996）
12) 南茂夫：科学計測のための波形データ処理，84-110，CQ出版社（1986）
13) 金子秀和，木竜徹，牧野秀夫，斉藤義明：表面筋電図に混入するアーチファクトの一除去法，電子情報通信学会論文誌D, J71, 1832-1838（1988）
14) 木竜徹：筋電図計測での注意点，Jpn J Sports Sci, 11, 545-549（1992）

第3章
処理と解析

前章では，きれいな表面筋電図を得る方法を述べた．検出した筋電位信号をチャートに書き出して，**原波形**（raw EMG）を眺めることの重要性も指摘した．原波形を眺めるだけでも，動作のどのタイミングで，どの筋が活動したかは，十分に確認できる[1]．これは**定性的分析法**と呼ばれる．ハムもアーチファクトも原波形をみればわかることが多いため，あれこれ処理した波形を眺めるよりも，定性的分析の方が確実なこともある．もし，原波形をじっくり眺めて問題が解決すれば，それが一番よい．

しかしながら，多くの場合には，その波形を処理し，振幅や，発射のタイミング，周波数などの**特徴量**を計算して抽出することになる[2]．さらに，それらの特徴量を，種々の条件下やさまざまな被験者間で比較して，何らかの結論を導くことになる．「この動作では筋活動が多い」とか，「熟練者群に比べて初心者群ではこのタイミングの筋活動がみられる」といった結論を導き出すためには，統計的な処理が必要になる．そのような場合には，統計的な比較の対象にできるような特徴量を，筋電位信号から抽出する必要が出てくる．

筋電位信号の特徴量として，最も重要なものが放電量すなわち平均振幅である．次には，やや専門的になるが，筋電位信号のパワースペクトルがある．さらに，スペクトルの変化を理解するうえで重要になる筋線維伝導速度がある．これらについて説明した後，最後に，これらを総合した筋疲労の解析についても紹介する．

3.1 フィルタの種類

　計測装置のフィルタの設定については2.2節の「3 周波数特性」で説明した．ここでは，筋電図信号処理の最初の段階としてのフィルタについて説明する．増幅された信号から，解析の対象外となる周波数成分を取り除くために，フィルタをかける．増幅器に付属のフィルタですでに目的とする周波数範囲の信号だけが増幅されているので，それで問題なければ，さらにフィルタをかける必要はない．しかし，AD変換した信号において，基線が揺らいでいるとか，高周波のノイズが重畳している場合には，これらをPC内でフィルタ処理して，目的とする信号成分だけを抽出する．

　フィルタには多くの種類がある．増幅器に付属のフィルタを使う場合には，フィルタの種類は固定される．これに対して，信号をAD変換してからPCを使って信号処理する場合には，目的にあったフィルタを適用することができる．

　通常用いられるフィルタは，**バターワース（Butterworth）フィルタ**である．増幅器に付属のフィルタも多くの場合はバターワースフィルタである．バターワースフィルタは抵抗とコンデンサを使って回路的にも容易に構成することができる．バターワースフィルタは，信号の周波数を変化させたときに振幅や位相の変化が単調である．バターワースフィルタには次数があり，次数が大きいほど，フィルタの特性は急峻になる．たとえば，ローパス（ハイカット）フィルタの場合には，遮断周波数よりも信号の周波数が大きくなると，急激に振幅が小さくなる．このような特性は，増幅器などではdB/Octaveで表される．オクターブすなわち周波数が2倍になったときに，フィルタを通した信号の振幅あるいはパワーがどれだけ小さくなるかを対数値で示している．振幅の場合には1/10になると，20dB低下になる．パワーの場合には1/100で20dB低下である．1次のバターワースフィルタでは，6dB/Octaveの割合で低下する．2次のフィルタでは，12dB/Octaveになる．図3.1には，2次と4次のバンドパスフィルタの特性を示した．

　他には**チェビシェフ（Chebyshev）フィルタ**がある．図3.1に4次のチェビシ

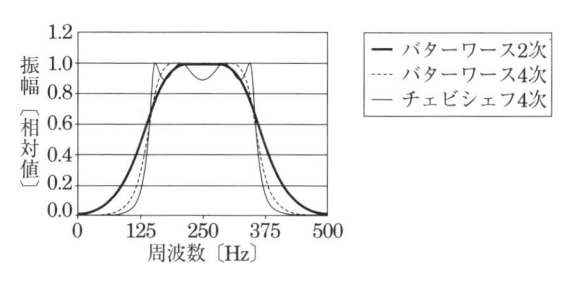

図 3.1 フィルタの特性

ェフフィルタの特性も示した．同じ次数であれば，バターワースフィルタに比べて，チェビシェフフィルタの方が周波数の低下が急峻になる．その代わりに，振幅特性の信号通過部分において凹凸（リップル）が生じる．

　一般に，フィルタを通すと位相のずれが生じる．その結果，元の信号のピークの位置がずれることがある．これを避けるためには，フィルタを一度かけてから，その出力信号の時間を反転して，同じ特性のフィルタを再度通して，最後に時間をもう一度反転させる方法がある．このようにすると，最初にフィルタをかけた際に生じた位相ずれが，2回目の時間軸を反転したフィルタで元に戻るので，位相ずれがなくなる．この方法で構成したフィルタを**ゼロ位相ずれフィルタ**（zero phase shift filter）と呼ぶ．

　図 3.2 にゼロ位相ずれフィルタの例を示す．元の信号は時刻 0 だけで振幅 1 のインパルス波形である．これを帯域 10 ～ 100Hz の 2 次のバターワースフィルタに通すと，中段に示すように，ピークがなまり，ピークの後ろに裾をひいた波形になる．このとき，ピークの位置もわずかではあるが後方にずれている．この信号を時間反転して，まったく同じフィルタに通してから再度時間反転したものが下段の波形である．波形が時間軸に対して対称になり，ピーク位置も中央に戻る．ただし，周波数帯域によっては必ずしも，対称な波形になるとはかぎらない．ここで注意しなければならないのは，フィルタを 2 回通しているので，1 回が 2 次のフィルタであれば，全体では 4 次のフィルタになることである．

　筋電図信号処理においては，特別な目的がないかぎり，バターワースフィルタ

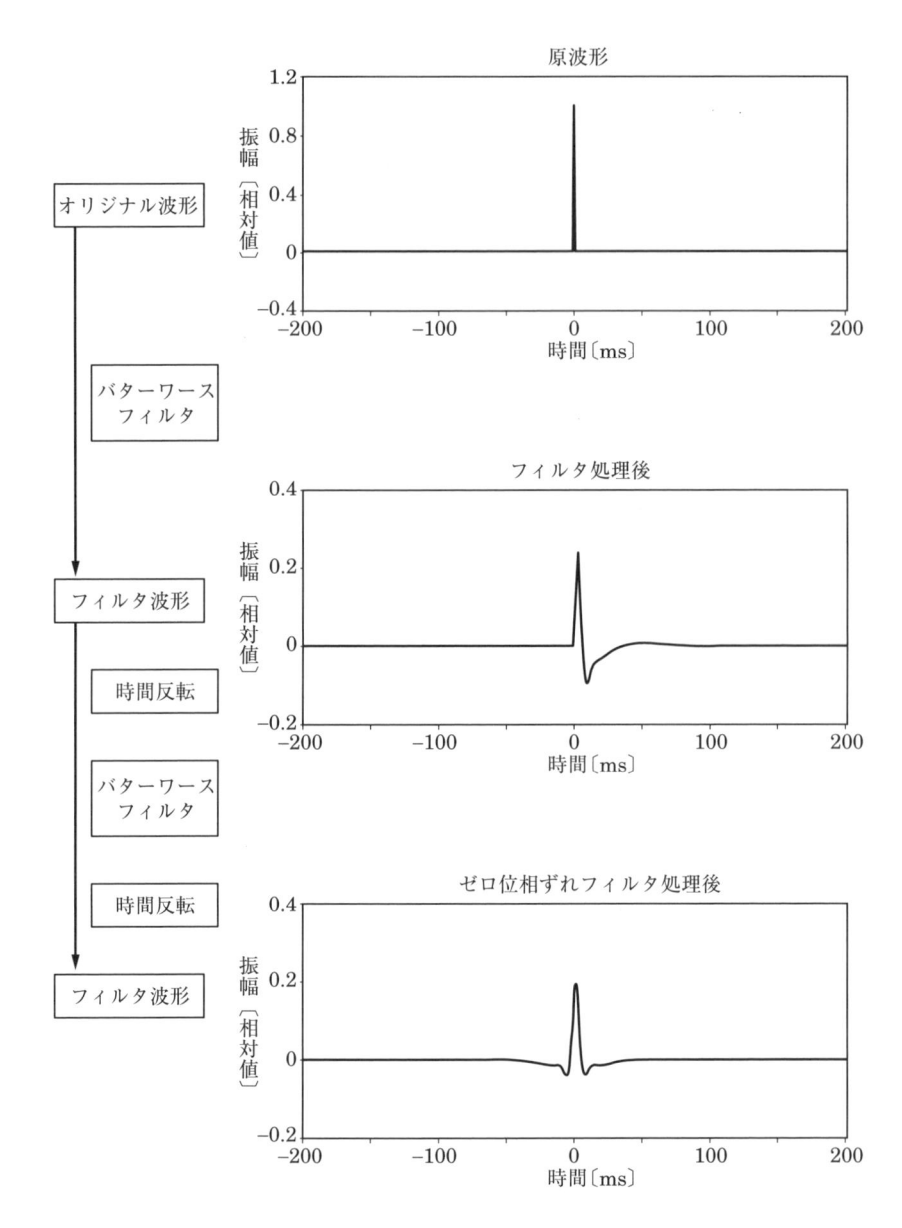

図 3.2 ゼロ位相ずれフィルタの原理

を用いればよい．ただし，フィルタの次数によって信号の減衰が異なるので，次数を明記する必要がある．増幅器に付属のフィルタを使用した場合には，増幅器の型番を明記すれば，特性は明らかになるが，日本製品の場合には，フィルタの特性が記載していないマニュアルも多い．そのような場合には，メーカーに問い合わせたうえで，自分で正弦波信号を入力して周波数特性を確認しておけば間違いがない．

3.2 平均振幅

動作分析などの手段の1つとして表面筋電図を用いる場合には，筋電位信号の**平均振幅**が対象となる．筋の放電量および放電のタイミングから，どの筋が，どの時点で，どの程度活動したかを知ることができる．筋が活動する状況には，スポーツなどのダイナミックな動きの場合もあるし，身体は動かず姿勢を維持するために筋が緊張を続けている場合もある．あるいは精神的な緊張に伴って額や肩の筋に持続的な緊張が生じているような場合も考えられる．

平均振幅の特徴量としては，**自乗平均平方根**(Root Mean Square：**RMS**，実効値ともいう)と**整流平滑化**(Average Rectified Value：**ARV**)の2つがある．また，ARVに関連して，**積分筋電図**(Integrated EMG：**IEMG**)という量もある．

1 平均振幅の特徴量

(1) RMS

RMSは，一定の時間範囲の筋電位信号を二乗して，範囲内の平均を求めた後，平方根をとった量である．式で書くと，以下のようになる．

$$RMS(t) = \sqrt{\frac{1}{2T}\int_{-T}^{T} e^2(t+\tau)d\tau}$$

ここで，$e(t)$ は筋電位信号で，$(-T, T)$ が計算区間になる．筋電位信号の基線は0，すなわち平均値が0であるから，信号の標準偏差でもある[3]．より一般的に，積分を計算する際に重み $h(\tau) \geq 0$ を掛けて，

$$RMS(t) = \sqrt{\int_{-\infty}^{\infty} h(\tau)e^2(t+\tau)d\tau}$$

と書くこともできる．ここで，$\int_{-\infty}^{\infty} h(\tau)d\tau = 1$ になるように $h(\tau)$ を設定する．$h(\tau)$ の取り方によって，積分区間を $(-T, 0)$ とすることもできる．

対象とする区間を，少しずつ時間的にずらしながらRMSを計算することにより，RMSの時間変化が得られる．RMSは，アナログ回路で処理するのは少し面倒なので，通常はAD変換してからPCで処理して求める．

（2）ARV

振幅の絶対値を求めることを**整流化**（rectification），整流化した波形を**整流波**（rectified wave）という[4]．整流波を，一定の時間範囲で積分するか，ローパスフィルタをかけて平滑化したものが，ARVである．対象とする区間を少しずつ時間的にずらしながらARVを計算することにより，ARVの時間変化が得られる．ARVは，rectified & filtered EMGと呼ばれることもある[5]．RMSと同様な式を書くと，以下のようになる．

$$ARV(t) = \int_{-\infty}^{\infty} h(\tau)|e(t+\tau)|d\tau$$

ポリグラフ（**多用途生体計測器**）には積分器ユニットがあり，これを本体に組み込むと，アナログ的にARV信号が得られる．ユニットの切替スイッチで，原波形を絶対値に変換してから平滑化する全波整流と，正極性あるいは負極性の部分だけを用いて平滑化する半波整流を選べる．どちらでも大差はないが，情報量からいえば全波整流の方が有利であろう．

図3.3に，断続的に肘関節を屈曲させて，上腕二頭筋から計測した筋電図と，それと同時に記録した収縮力の波形を示す．図3.3(b)は積分器の出力である．全波整流で，平滑化の時定数は0.1sとした．収縮力に応じてARVも変化するが，収縮力のピーク値が一定であるのに対して，ARVのピークは変動が大きかった．力は同じでも，筋への力の入れ方の微妙な差で筋電図に変化が出る．

RMSとARVの性質は似ていて，どちらを使っても大差はない．信号の物理的な意味づけからはRMSはパワーになるので，スペクトルとの対応はつけやすい．

上腕二頭筋, 電極間隔 50mm

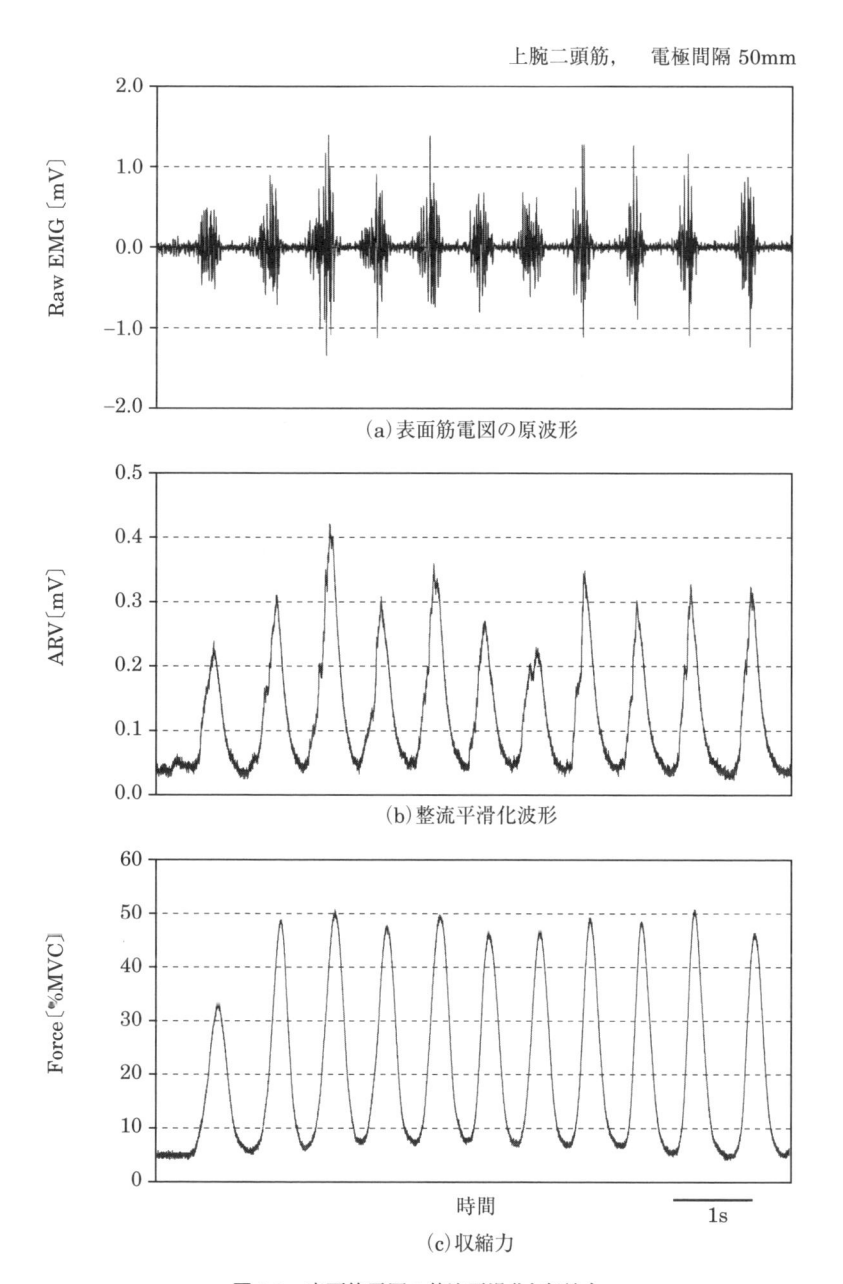

(a) 表面筋電図の原波形

(b) 整流平滑化波形

(c) 収縮力

時間　　1s

図 3.3　表面筋電図の整流平滑化と収縮力

(3) IEMG

ある時間範囲にわたっての整流波の積分値，すなわち総放電量は**積分筋電図**と呼ばれる．この場合，単位は電圧×時間〔V・s〕になる[3]．一方，ARVのことを積分筋電図と表現する例もある．ARVは，積分筋電図を積分時間で割ったものに等しいので，単位は電圧〔V〕になる[3]．論文などでは，混乱を招かないように，用語を定義して使う必要がある．いずれの意味の場合でも，**IEMG**やiEMGと書く場合が多い．

2 平滑化区間の長さと配置

RMSにしてもARVにしても，平滑化する区間の長さ，あるいはローパスフィルタの**時定数**によって，得られる信号が異なってくる．ローパスフィルタの時定数は，通常0.03～0.3sが用いられる．平滑化の区間を短くすると，発射のパターンは的確にとらえられるが，原波形にある波形の不規則さが残り，滑らかな波形にはならない．逆に，平滑化の区間を長くすると，収縮の変化に追いつかない緩やかな波形になる．どの程度の平滑化の長さにするかは，解析したい運動の種類に合わせて決めることになる．いずれにしても，論文などで報告する場合には，平滑化の区間の長さや，ローパスフィルタの時定数を明記する必要がある．

平滑化に関するもう1つの問題は，平滑化の区間を，$(-T, T)$ のように基準とする時間の前後に取るか，$(-T, 0)$ のように前に取るかである．アナログ回路でARVなどを求めると，対象とする時点よりも未来の信号まで取り込んで平滑化することはできないから，平滑化された信号は，過去の変化だけを反映する．その場合には，平滑化後のピークが，原波形のピークよりも遅れて現れる可能性がある．ピークの遅れは，ローパスフィルタの時定数によって異なる．

これに対して，AD変換した後にPCで処理すれば，ある時点からみて，その過去と未来の区間の信号からRMSやARVを計算することができる．このようにすれば，原波形と平均振幅波形の間のずれはなくなる．ただし，活動の開始時点を，平均振幅波形の立ち上がりから推定したい場合には，原波形の活動開始時点よりも，平滑化後の方が早く変化が現れるようにみえるので，注意が必要である．

すなわち，平均振幅の波形において，ピークをみたいのか，立ち上がりをみたいのかに合わせて，平滑化の区間を設定する必要がある．なお，筋電位信号のピークにずれが生じないように配慮しても，力の発生が電気力学的遅延によってずれているので（2.3節「3 同期させる力学的信号を考えておく」を参照），すばやい動作を対象とする場合には，タイミングの解釈には注意する必要がある．

3 集合平均

もし，対象とする動作が，歩行や，サイクリング，水泳などの一定した周期の繰り返し動作ならば，動作に合わせて整流化された筋電位信号を加算平均することができる．これを**集合**（集団）**平均**（ensemble average）あるいは同期加算という．このようにすれば，積分区間を短くして，かつ滑らかな振幅波形を得ることができる．また，平均せずに単に重ね合わせて波形を描画するだけでも，アーチファクトの検出に用いることができる．

4 クロストーク

筋電位を検出している筋から放電がみられても，本当にその筋の活動をとらえているのかどうか，不安になることも多い．他の筋からの信号を検出することを

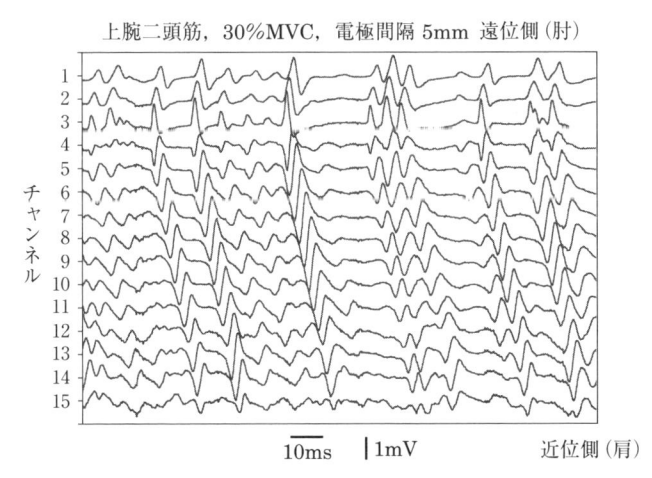

図 3.4 多点表面電極列によって計測した筋電位伝播パターン

クロストークという．肘の屈曲動作を考えてみても，1つの筋の収縮だけで成り立っているのではないし，関与する筋は，同じようなタイミングで放電するので，得られた筋放電がクロストークによるものかどうかは，簡単には見分けがつかない．

これに対する1つの方法は，近くの筋から同時に筋電位を導出し，特定の筋だけに力を入れるように努力させて信号をみることである．他の方法として，筋電位の伝播パターンを計測することも考えられる（図3.4）．伝播パターンが検出できれば，確かに目的とする筋の活動であることがわかる．ただし，どの筋でも伝播パターンがみられるわけではないので，適用はかぎられる．

5　アーチファクト

筋電位信号に**アーチファクト**がのると，RMSやARVが大きくなる．アーチファクトが入ったことは，原波形をみればある程度はわかるが，平滑化処理した信号からは，もはや確認することはできない．原波形が大切である1つの理由である．

アーチファクトが小さい場合には，原波形をみても筋電位自体の変動に隠れて識別できなくなる．このような場合にも有効なのが，伝播パターンの検出である．アーチファクトがない状態で明確な伝播パターンが検出できていれば，アーチファクトが混入すると，伝播パターンに乱れが生じて，容易に検出することができる．

6　収縮力との比較

筋電位信号は，振幅や周波数成分が収縮力に応じて変化するので，収縮力やトルクを規定する必要がある．このとき，異なった被験者間での比較を可能にするために，収縮力を最大随意収縮力（MVC）で**正規化**（normalize）する．MVCの計測手法については2.1節の「2　正規化の方法を考えておく」を読み返してほしい．

動作解析で筋電図を利用する目的として，筋電図から筋収縮力を推定したいということも多い．このような場合には，MVC時に得られたRMSやARVの値で，目的動作の平均振幅波形を正規化する．たとえばRMSを用いる場合，正規化のために目的動作時のRMSをMVC時のRMSで除し，この値を%RMSとして表

す．ARVを用いる場合にも同様に，正規化した値を％ARVとして表す．

ダイナミックな動きでは，動作時とMVC計測時で，関節角度が異なっているであろうから，MVC計測時の関節角度や筋長を記録する．また，MVCを非等尺性で記録する場合には，関節角度や筋長の範囲，変化速度を記録して明記する．

7 関節角度の変化

関節角度が変わると，皮膚に貼り付けた電極と，筋の相対的な位置関係が変化する．神経支配帯がちょうど2つの電極の中間点に来ると，両側に伝播する筋電位が同相になり，互いに打ち消し合って振幅が急に小さくなる可能性がある（図3.5）．もちろん，このような状況が起こるのは，神経支配帯が狭い範囲に集中している特定の筋，特定の被験者にかぎられる．しかし，このような可能性を頭の隅に入れておかないと，動きの途中で急に筋力が低下したという誤った解釈になりかねない．

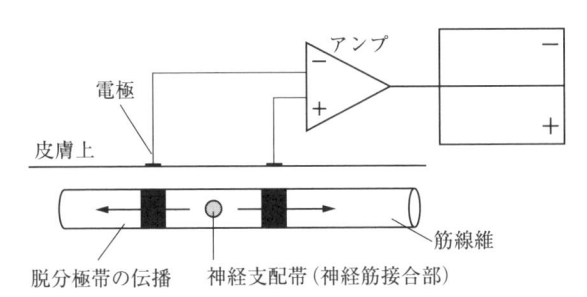

(a) 神経支配帯が電極の中間点にあると，電位が打ち消し合って出力が小さくなる

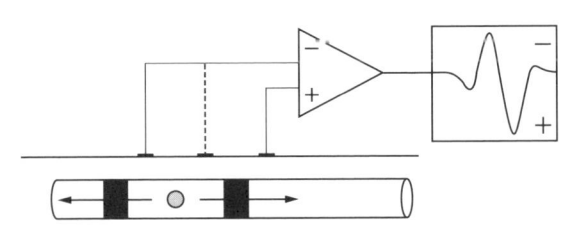

(b) 神経支配帯が中間より少しずれていると，等価的に電極間隔が小さくなる

図3.5 神経支配帯と電極の位置関係によって変化する筋電位振幅

関節角度の変化に伴って神経支配帯から電極が離れると,神経支配帯から開始した興奮が検出されるまでの時間が延長する.反射の研究などで,関節を伸展,屈曲すると,反射潜時が短くなる,あるいは長くなるという,これまた誤った解釈が生じかねないので注意が必要である.

3.3 パワースペクトル

持続的な収縮を続けていると,筋電位がだんだん緩やかな波形を示すようになる[2].これは筋疲労の影響といわれている.表面筋電図は多数の運動単位活動電位の和を時空間的に計測したものであり,その重畳波形はランダムな変化を示すので,波形を眺めるだけでは,緩やかになった変化を定量化することはできない.このような場合には,**スペクトル解析**を行う.

ハムの混入がないことを確認するためにも,スペクトルをみておくことは有用である.逆に,入れたつもりがないハム除去フィルタがオンになっていることも,スペクトルをみればすぐにわかる.

なお,スペクトル(spectre)はフランス語であって,英語ではない.英語ではスペクトラム(spectrum)である.パワースペクトルは,英語とフランス語が混在している.英語で統一すれば,**パワースペクトラム**になる.さらに厳密には,周波数1Hzあたりのパワーなので,**パワースペクトル密度関数**(Power Density Spectrum:**PDS**)と呼ぶ.

1 パワースペクトルの計算

スペクトルの計算には,**フーリエ変換**を用いる.また,線形予測法で計算する方法もある.スペクトルの計算は,生体信号処理用の専用シグナルプロセッサや,PC用の信号処理ソフトで行える.フーリエ変換したスペクトルは,強度と位相に分かれるが,問題になるのは強度の方である.そのため強度をパワーで表した,パワースペクトルが用いられる.

2 ゼロ詰め

パワースペクトルにおいて，横軸の最大値，すなわち最大周波数は，AD変換したときのサンプリング周波数になる．一方，周波数の刻みは，フーリエ変換した信号の長さで決まる．たとえば，AD変換を4 096Hzで行い，2 048点，すなわち0.5秒間の信号をフーリエ変換すると，最大周波数は4 096Hzで，周波数の刻みは2Hzになる．周波数の刻みを細かくしたければ，信号を長くする必要がある．誘発筋電位のスペクトルを求める場合などでは，元の信号の持続時間が短い．これをそのままフーリエ変換すると，周波数の刻みが粗くなる．そこで，対象とする信号の後に0をつなげて長くすると，周波数の見かけ上の分解能が上がる．これを**ゼロ詰め**（zero padding）という．

図3.6に合成波形を基にした例を示す．図(a)は単一MUAPに似せて合成した波形である．信号は1ms刻みで，100msの長さとした．図(b)は図(a)と同じものを，横軸を延長して示したものである．これに対して，図(a)にゼロ詰めを行って，信号の長さを400msとしたものが図(c)，これらをフーリエ変換してパワースペクトルを求めたものが図(d)，(e)である．サンプリング周波数が1kHzなので，その半分の500Hzまでを示した．これでは細かい部分がよくわからないので，さらにはじめの100Hzの範囲を拡大したものが図(f)，(g)である．図(f)では周波数の刻みが10Hzでピーク付近の変化が滑らかではないのに対して，ゼロ詰めして信号の長さを4倍にした図(g)では，周波数の刻みが2.5Hzになり，ピーク付近も滑らかになっている．

ゼロ詰めの場合には，このようにパワースペクトルの見かけの細かさは向上するが，元の信号に0を付け加えただけなので，情報量が増えているわけではない．ゼロ詰めする前のスペクトルの波形を，滑らかに補間しただけであることに注意する必要がある．

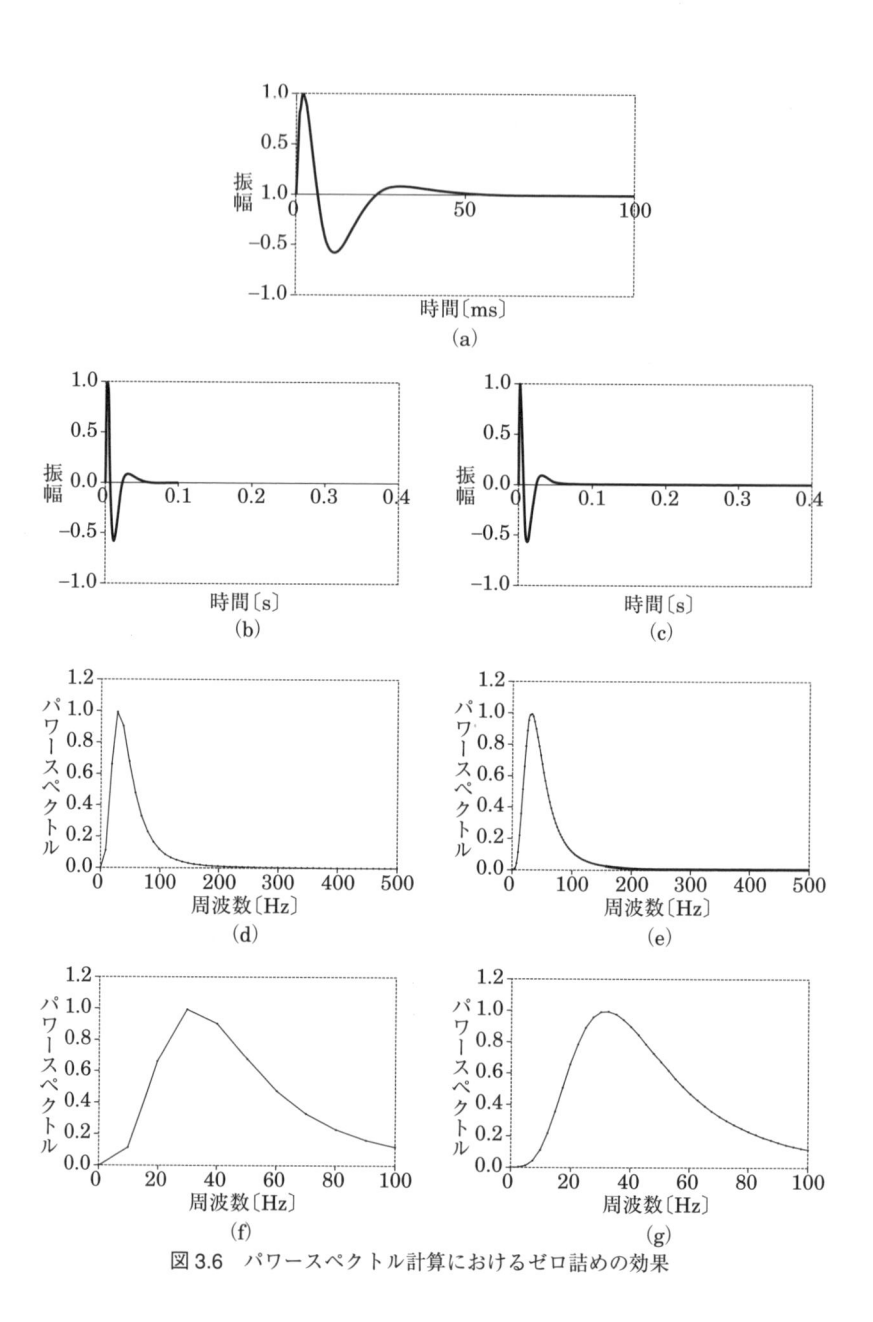

図 3.6 パワースペクトル計算におけるゼロ詰めの効果

3 窓関数

　時系列信号をスペクトル解析する場合には，その前に**窓関数**をかける場合が多い．一般にフーリエ変換によって信号のパワースペクトルを計算する場合に，元の信号から，たとえば1秒間の信号を取り出して，フーリエ変換する．フーリエ変換する側からみると，これは1秒間の信号を変換しているのではなくて，1秒間の信号が無限に繰り返している無限信号を変換していることになる．このため，取り出した信号の両端で不連続になるなどして，信号の周期性が完全に満足されていないと，元の信号が本来もっていなかった周波数にパワーが生じる．

　このような不都合を解消するために，窓関数を用いる．窓関数は，切り出した信号の中央部分を残し，両端にいくに従って徐々に振幅を小さくするような効果をもつ．代表的な窓関数として，**ハニング**（Hanning），**ハミング**（Hamming），**チューキー**（Tukey）などがある．図3.7に，これらの窓関数を適用した効果を示した．

　元の信号は10.5Hzの正弦波と，それの1/100の振幅の20Hzの正弦波を足し合わせたものである．窓関数を用いないと，10.5Hzの正弦波のパワーが，他の周波数に広がるために，20Hzの正弦波のピークがみえなくなる．これに対して窓関数を用いると，周波数の広がりが小さくなって，20Hzの正弦波のピークがみられるようになる．このように，近接したピークを識別したいときには窓関数が必要になる．

　筋電位信号の場合にこのような特徴的なピークが現れるのは，MUAPの発射に同期した成分であるので，発射の頻度を検出したいような場合を除いて，特に窓関数を気にする必要はないが，窓関数の使用の有無や種類を明確にしておく必要はある．元の信号が長ければ，窓関数の影響はあまりない．自分でいろいろ試して，どのような結果になるのかを調べておくとよい．

　以上のような処理方法はスペクトルに大なり小なり影響を与えるので，論文などを書くときには，計算に使ったデータ区間の長さ，ゼロ詰めの長さ，窓関数の種類を明記する．

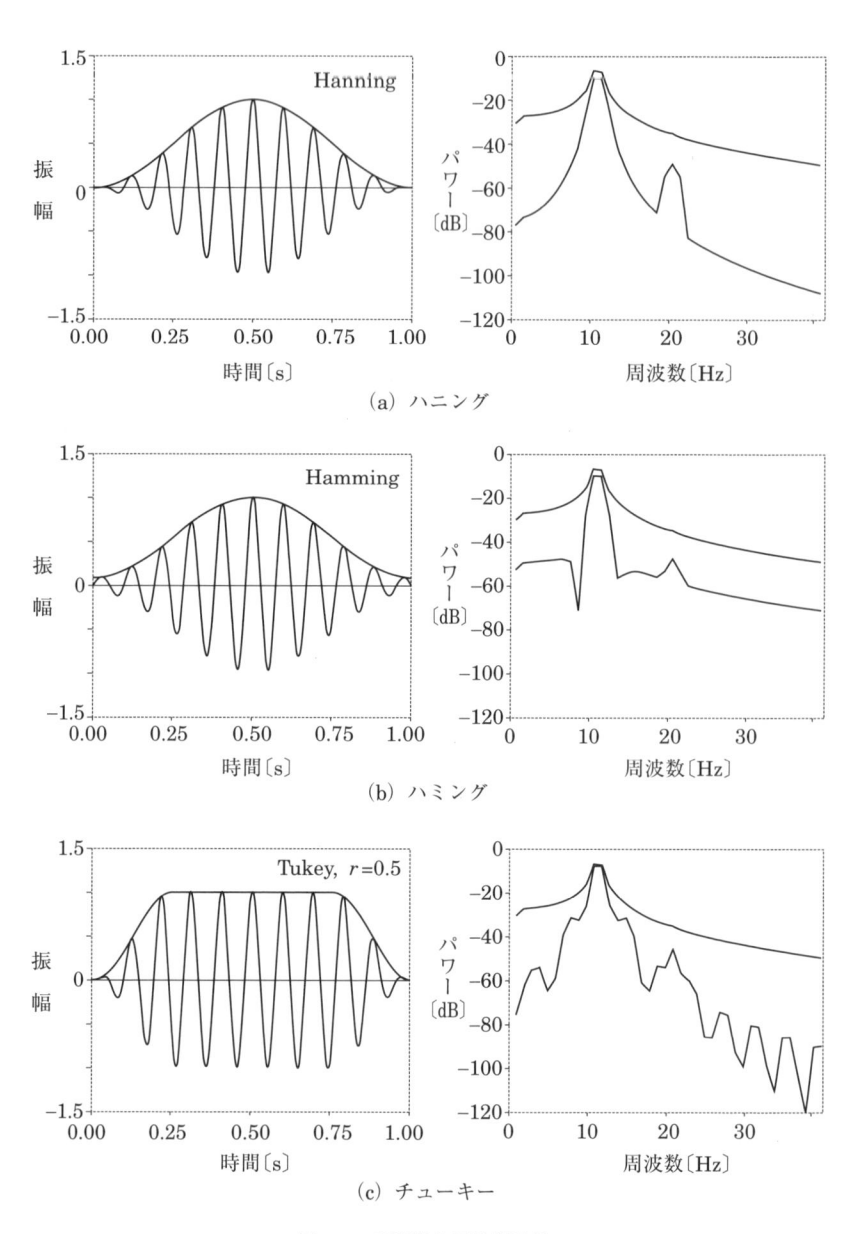

図 3.7　窓関数と周波数特性

54　第 3 章　処理と解析

4　スペクトルの特徴量

　パワースペクトルは波形なので，それだけをみていても，たとえば2つのスペクトルの，こちらの方の低周波成分が多いなどの定量的な比較はできない．そこで，スペクトルを処理して，特徴的な数値を計算する．このような特徴量には，**平均周波数**（MeaN power Frequency：**MNF**）[6]や**中央周波数**（MeDian power Frequency：**MDF**）がある．平均周波数だけならばMPFと書くのが素直だが，中央周波数の頭文字もMPFになってしまうので，両方使う場合にはMNF, MDFと表記する．

（1） MNF

　MNFは，以下の式で表される．

$$MNF = \frac{\int_0^\infty f \cdot P(f) df}{\int_0^\infty P(f) df}$$

　ここで，$P(f)$はパワースペクトル，fは周波数を表す．MNFは，スペクトル分布の重心になる．スペクトル全体が低周波に変化するとMNFは小さくなる．

（2） MDF

　MDFは，以下の式で表される．

$$\int_0^{MDF} P(f) df = \int_{MDF}^\infty P(f) df$$

　MNFという数学的に素直な量があるのに，なぜMDFを使うかという理由の1つは，MDFが高周波成分に含まれるノイズの影響を受けにくいことである．本来筋電位信号がない周波数に，アーチファクトや計測器や信号線から高周波の雑音が乗ると，MNFは高周波側に引きずられやすい．MDFももちろん影響を受けるが，MNFよりは受けにくいとされている．

5　スペクトルの形を決める要因

　スペクトルの形を決めるのは，1つ1つの運動単位活動電位（MUAP）の波形

と，それらの発射パターンである．スペクトルの40Hz以上の部分はMUAPの形で決まり，40Hz以下の部分に発射頻度などの発射パターンの影響が表れるといわれている[2]．

双極電極が神経支配帯を挟むような位置にあると，検出される電位が打ち消し合って振幅が小さくなる．このことは，等価的に電極間隔が小さくなっているためと考えられるので，スペクトルにも影響が出て，通常は，周波数が高くなる．関節角度が変化するような動的な運動では，電極がたまたま神経支配帯を挟んだ位置になる関節角度で，急にMNF，MDFが高くなったようにみえることがある．この点も解釈を誤らないように注意する必要がある．

6　ディップ周波数

双極導出に用いる2つの電極の下を筋電位が一方向に伝播する場合を考える（図3.8）．伝播する波を空間周波数に分解して，1つの周波数の正弦波をみると，電極間隔と波のピーク間隔が一致するような空間周波数の場合，検出される波が同相になり，互いに打ち消し合って出力は0になる．これがパワースペクトルのディップ（dip，窪み）である[2]．この周波数をディップ周波数と呼ぶ．式で書くと，$f = n \cdot v/d$ にディップ周波数が生じる．ここで，fは周波数〔Hz〕，nは自然数（1, 2, 3, …），vは筋線維伝導速度〔m/s〕，dは電極間距離〔m〕である．

等尺性の一定随意収縮条件下で記録した筋電図を図3.9に，そのパワースペ

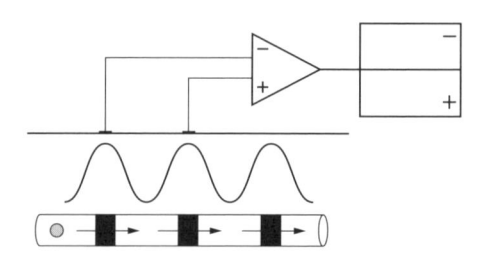

図3.8　ディップ周波数の発生
　　　　伝播する活動電位の空間的な波長と電極間隔が一致すると筋電位信号の出力が0になる．これが，パワースペクトルではディップ（窪み）として現れる

クトルを図3.10に示す．パワースペクトルは，4 096Hzでサンプリングした1s長の信号にハニング窓をかけてフーリエ変換し，それを10回分平均して求めた．図3.10(b)に示すように，Logスケールにするとディップ周波数が明瞭になる．この例では，ディップ周波数が100Hzであったので，伝導速度4m/sと推定される．

ディップ周波数が前述の式で計算できるのは，双極電極が神経支配帯からみて，

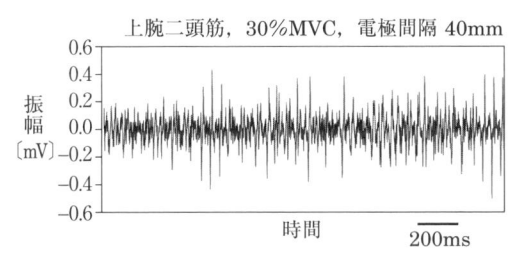

図3.9 パワースペクトルの計算に用いた表面筋電図（一部）

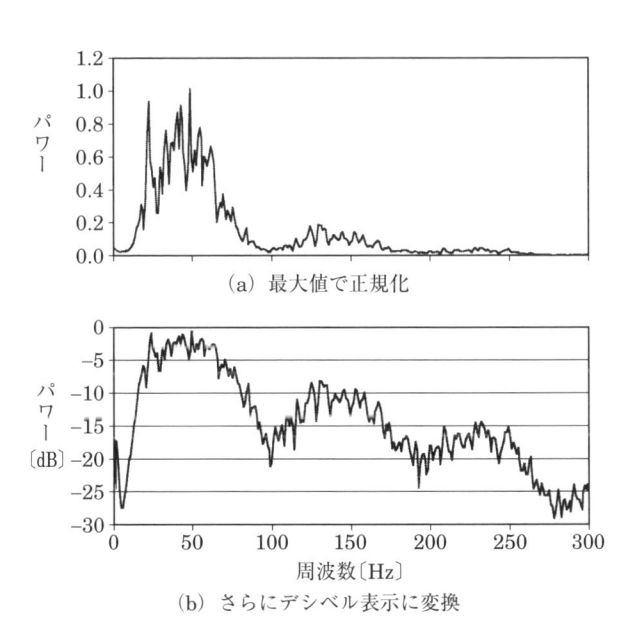

(a) 最大値で正規化

(b) さらにデシベル表示に変換

図3.10 図3.9の表面筋電図から計算したパワースペクトル

どちらか一方の側にあり，電極の間に神経支配帯がない場合である．図3.5のように，神経支配帯を挟んで電極を配置すると，振幅が小さくなるだけでなく，ディップも別の周波数に移る．

3.4　筋線維伝導速度

1　筋線維伝導速度とは

　神経筋接合部から開始した筋線維上の電気的な興奮が，筋線維に沿って伝わる速度を，**筋線維伝導速度**（Muscle Fiber Conduction Velocity：**MFCV**）という．筋線維伝導速度は，3〜6m/sの速さで，神経伝導速度に比べると1桁遅い．持続的な筋収縮時に，筋電位信号のパワースペクトルが低周波化する原因の1つは，筋線維伝導速度の低下といわれている．表面筋電図法においても，多点電極を用いれば，筋電位の伝播が検出でき，これから筋線維伝導速度を算出することができる．筋線維伝導速度を求めるためには，通常，神経支配帯から離れ，神経支配帯からみて同じ側に位置する2カ所で計測した筋電位信号の間の時間差を求め，伝播距離をこの時間差で割って求める．

　図3.4に示した，上腕二頭筋から導出した筋電位伝播パターンの記録では，近位寄りに電極を配置したため，伝播の開始点がチャンネル3〜4の間にみられるが，実際には，この伝播の開始点が筋腹の中央にあたる．電極間隔を5mmとしたので，近位側に11チャンネル分，約55mmの距離にわたって，活動電位が一定速度で伝播していることがわかる．

2　筋電位信号間の時間差の計算方法

　2つの信号間の時間差は，相互相関関数のピークから求める．このとき問題になるのは，時間差の分解能である．筋線維伝導速度の推定において，記録点間の距離を20mm，伝導速度を4m/sと仮定すると，時間差は5msになる．筋電位信号のサンプリング周波数を5kHzと高めに設定しても，時間差はサンプル数で25点にすぎない．したがって，相関関数のピーク位置が1点ずれると4％の変化に

なる．筋線維伝導速度を推定する場合は，疲労度の推定など，微妙な変化を対象とするので，この変動は大きい．したがって，1％以下の刻みで伝導速度を求めるには，サンプリング周波数をさらに上げるか，あるいは，相関関数のピークを求める際に，何らかの補間をする必要がある．

　サンプリング周波数を上げるとデータが大きくなる．また，表面筋電図には，そもそも5kHzでサンプリングするまでもなく，より低い周波数成分から構成されているので，これ以上サンプリング周波数を上げても，実質的な情報は増えない．一方，相関関数を補間するには，ピーク付近を何らかの関数にあてはめることが考えられるが，数学的な根拠が薄い．時間軸上で筋電位原波形を補間してから相関関数を求めることもできるが，相関の計算が大変になる．これらに対して，フーリエ変換した後の周波数軸上での補間方法がMcGillとDorfmanによって提案されているので，これを使うのが適当である[7]．この方法を用いて，図3.4の波形に対して，チャンネル5〜10の間で計算した筋線維伝導速度は3.7m/s，相関係数は0.89であった．

　筋線維伝導速度を求めるためには，2つの筋電位信号の時間差が重要になることを述べた．ところがAD変換器によっては，そもそもサンプリングしたときにチャンネル間にずれを生じるものがある．これに対処するには，AD変換器をチャンネル数だけ並べるか，サンプル・ホールド回路をAD変換器の前に置いて，AD変換器がチャンネルを走査している間アナログ電圧を保持する必要がある．確認のためには，データレコーダに記録した波形を再生して，AD変換器に接続するチャンネルを入れ替えて，同じ時間遅れが得られるかどうかを試してみるとよい．

3.5　筋疲労

　筋を長く使っていると疲れを感じる．これが**筋疲労**である．筋疲労には，大きく分けて，**中枢性疲労**と**末梢性**（局所）**疲労**がある．中枢性疲労は，脳や脊髄レベルでの神経インパルス列にみられる疲労の現象である．これに対して，局所疲

労は，効果器である筋そのものの疲労である．

中枢性疲労の状態では，筋は疲れていない状態も想定される．神経インパルス列に代わって電気刺激を加えれば筋は収縮し，疲労していない状態と同様な表面筋電図を得ることができる．一方，局所疲労の状態では筋線維の疲労であり，運動神経細胞から筋線維へ至る経路で観測される神経パルス列に対して筋線維が十分に反応しない．また，筋線維上を電気的興奮が伝播する際の伝導速度も代謝産物の蓄積によって低下する．なお，代謝産物は血液の流れによっても変化する．このように，筋疲労を計測する場合には，中枢性か末梢性かによって，観測部位が異なる．ここでは，表面筋電図を基に，末梢性筋疲労に伴う変化を検出する方法について説明する．

末梢性筋疲労と表面筋電図の関係は，随意的な等尺性筋収縮を持続することによって，表面筋電図の振幅や周波数成分が変化することが見出されたことに始まる．これらに関しては，Lippold[8]による振幅の増大，KogiとHakamada[9]やSato[10]による徐波化や低周波数側へのシフトといった現象が報告され，その後も数多くの報告がある．

1 筋疲労に伴う振幅の増大と周波数の徐波化[11]

肘関節を直角に保ち，上腕二頭筋の等尺性収縮を最大筋力の70％で疲れ切るまでいったときの上腕二頭筋における筋電位信号のスペクトル変化を経時的に示したものが図3.11である．定性的にみて，70Hz付近にピークをもつスペクトルが

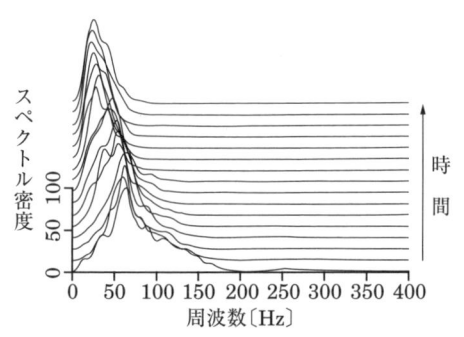

図3.11 最大筋力の70％を等尺性に保持したときの上腕二頭筋の正規化したスペクトルの時間的変化

時間経過に伴って，周波数ピークが50Hzにシフトしていることがうかがわれる．

この周波数スペクトルから筋電位信号の積分値に相当するトータルパワーと平均周波数を算出し，時間軸を最大耐久時間で基準化して疲労性変化をみたものが図3.12である．トータルパワーは初期値に比べ，およそ5倍直線的に増加していた．また，平均周波数はおよそ100Hzから70Hzへと漸減していた．最大収縮の50%でもほぼ同様の傾向であった．また，膝関節を伸展する等尺性収縮における大腿直筋の疲労性変化についても，上腕二頭筋と同様に筋電位信号のトータルパワーは筋疲労とともに漸増し，平均周波数は漸減した．しかしその変化は上腕二頭筋ほど著しくはなかった（図3.13）．

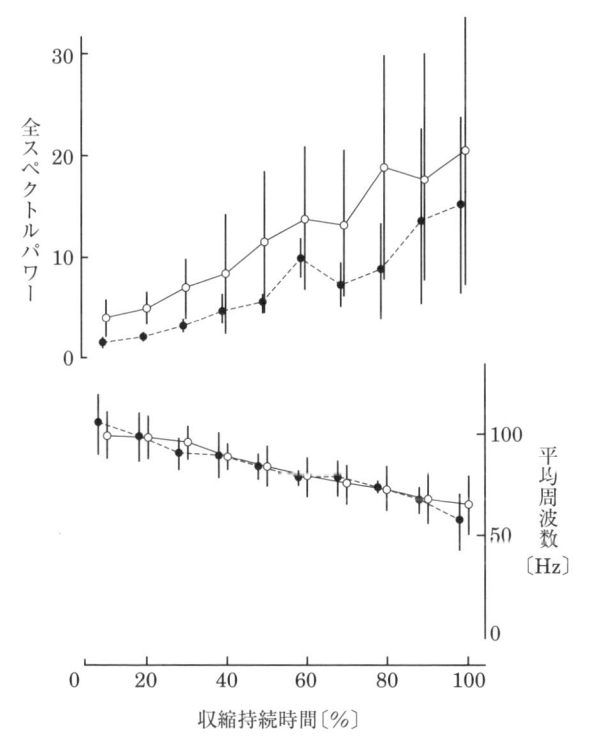

図3.12 最大筋力の50%（●）および70%（○）の収縮レベルを保持したときの上腕二頭筋の筋電図パラメータ（スペクトルパワー，平均周波数）変化

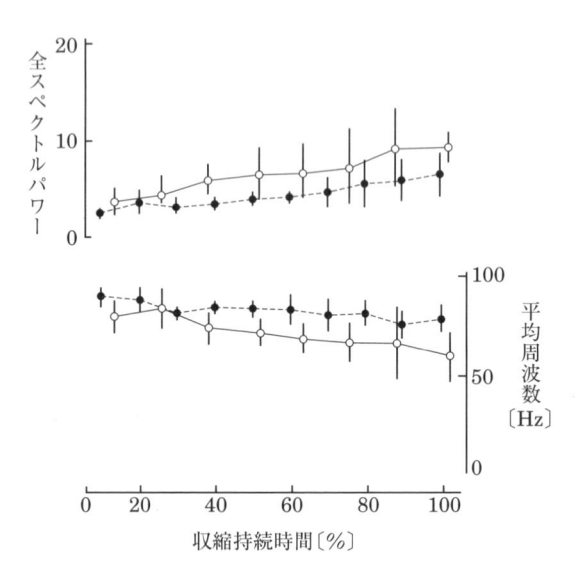

図 3.13 最大筋力の50％（●）および70％（○）の収縮レベルを保持したときの大腿直筋の筋電図パラメータ（スペクトルパワー，平均周波数）変化[11]

筋疲労に伴って生じる筋電位の振幅増大と，周波数の低周波数側へのシフトが，どのようなメカニズムによって起こるかについては，十分に明らかにされているとはいえない．振幅の増大については，活動に参加する運動単位の数や発射頻度の増加，さらには発射活動の**同期化**が主な原因とされている．他方，周波数の徐波化については活動電位の持続時間の延長や伝導速度の遅延が主な原因とされている．また，持続時間の短い活動電位が衰退し，持続時間の長い活動電位に交代したためだという解釈もある．

2　多点表面電極と筋線維伝導速度

　局所的な筋疲労に伴って筋線維伝導速度が低下する．図3.14は4，8，12kgの3種類の重りを1，2，4分間それぞれ保持したときの上腕二頭筋の筋線維伝導速度である．12kgの重りのときは伝導速度が20％低下していた．同様な実験をArendt-NielsenとMills[13]が大腿四頭筋で行っており，60％MVCで疲労するまで収縮を保持したとき，伝導速度が20％低下したことを報告している．

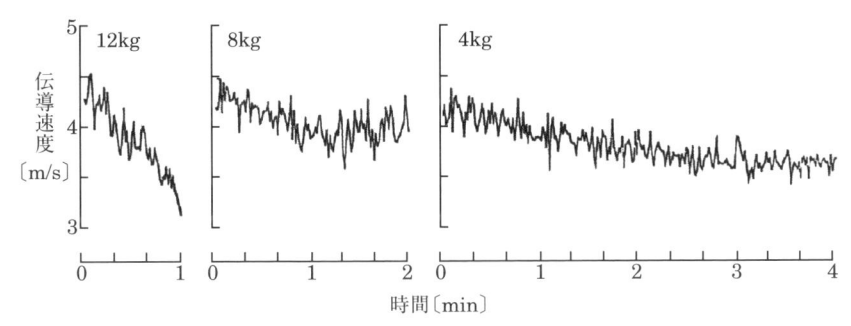

図3.14 3種類の異なった重りを保持したときの上腕二頭筋の筋線維伝導速度変化

こうした筋疲労に伴う筋線維伝導速度の低下は，乳酸などの代謝産物が蓄積し，筋の細胞外pHが変化したことにより，筋線維を伝播する活動電位の伝導速度を低下させるというものである[14]．もう1つの考え方は，筋線維タイプあるいは運動単位タイプの疲労特性に関連したものである．すなわち，耐久性に劣る速筋線維が疲労によって収縮力を失うと同時に活動を停止する．一方，耐久性に優れた遅筋線維は活動を続ける．筋疲労によって速筋線維が活動を停止しても遅筋線維が活動を持続しているために，筋全体としては伝導速度が低下したように観測されるというものである．この考え方の背景には，速筋線維の伝導速度は遅筋線維のそれより速いということが前提にある．

これらを考えあわせると，筋疲労に伴う活動電位の伝導速度の低下は，乳酸などの代謝産物の蓄積により細胞外pHが変化し，それにより活動電位の伝導速度が低下したことと，速筋線維が疲労しやすい性質のために活動を停止し，遅い伝導速度の遅筋線維が活動し続けるということが同時に起こったためだと考えられる．

3.6 まとめ

筋電位信号を処理するということは，時系列としての波形データを，振幅値や，平均周波数などの数値に変換することである．これは，1次元の波形データを数値データに縮約する過程といえる．数値データとなってはじめて，さまざまな収

縮条件や被験者間での比較が可能になる．そして，このような比較を通して，筋の活動パターンや，疲労などの内部変化を調べることができるようになる．

参考文献

1) 吉澤正尹：筋電図－表面筋電図の記録・分析入門－，Jap J Sports Sci, 14, 89-98 (1995)
2) Basmajian JV, De Luca CJ: Muscles Alive: Their Functions Revealed by Electromyography (5th ed.), Williams & Wilkins (1985)
3) 小林茂夫：表面筋電図の測定，処理，分析，Jap J Sports Sci, 2, 671-685 (1983)
4) 深代千之，桜井伸二，他：スポーツバイオメカニクス，115-119，朝倉書店 (2000)
5) 三田勝己：筋電図計測，BME, 5, 33-40 (1991)
6) 加藤象二郎，大久保堯夫（編）：初学者のための生体機能の測り方，159-163，日本出版サービス (1999)
7) McGill KC, Dorfman LJ: High-resolution alignment of sampled wave-forms, IEEE Trans Biomed Eng, BME-31, 462-468 (1984)
8) Lippold OCJ, Ledfean JWT, Vuco J: The electromyography of fatigue, Ergonomics, 3, 121-131 (1960)
9) Kogi K, Hakamada T: Slowing of surface electromyogram and muscle strength in muscle fatigue, Rep Inst Sci Labour, 60, 27-41 (1962)
10) Sato H: Some factors affecting the power spectra of surface electromyo-grams in isometric contractions, J Anthrop Soc Nippon, 84, 137-145 (1976)
11) Sadoyama T, Miyano H: Frequency analysis of surface EMG to evaluation of muscle fatigue, Eur J Appl Physiol, 47, 239-246 (1981)
12) Sadoyama T, Masuda T, Miyano H: Relationships between muscle fibre conduction velocity and frequency parameters of surface EMG during sustained contraction, Eur J Appl Physiol, 51, 247-256 (1983)
13) Arendt-Nielsen L, Mills KR: Muscle fibre conduction velocity, mean power frequency, mean EMG voltage and force during submaximal fatiguing contractions of human quadriceps, Eur J Appl Physiol, 58, 20-25 (1988)
14) Viitasalo J, Komi P: Signal characteristic of EMG during fatigue, Eur J Appl Physiol, 37, 111-121 (1977)

第4章
応用の事例

体育・スポーツやリハビリテーションなどの伝統的な表面筋電図の応用分野に加えて，人間工学や労働科学さらには最近の感性工学の領域で，表面筋電図を使って作業負担の評価や製品の使い勝手を評価する研究が報告され，応用面で利用価値が高いということが明らかにされてきた．本章では，それらの研究報告例を紹介しながら，どのように筋電図を利用すればよいかを解説する．ただし，事例のなかにはデータ処理の仕方に古いものが含まれている．それらは最新のデジタル処理の手法に読み替えて，筋電図利用の方法や考え方を理解していただきたい．

4.1 感じられない筋活動の認識

剣道での小さくすばやい正面打突を行うために竹刀を振上げる局面（図4.1）において，大胸筋，三角筋前部，僧帽筋中部から導出した筋活動パターンを図4.2に示す．小さくすばやい正面打突というのは，素振りのように竹刀を頭上まで振りかぶって面を打つのではなく，試合のときのように振り幅を小さく，いわゆる「刺す」ように打つ面のことである．一見すると，あまり振り上げないので肩周囲の筋を使っていないようにみえるが，剣道の熟練者は肩周囲筋をより効果的に使っている．

図4.2左側はある大学のレギュラー選手で全国レベルの大会で優勝するような者，右側は剣道三段以上の猛者ではあるがレギュラーには1歩届かない者である．

筋電位の導出には，小型筋電図計測システム（Bagnoli-4, Delsys）を用い，電

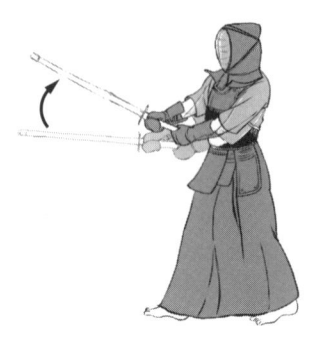

図 4.1 剣道における小さくすばやい正面打突

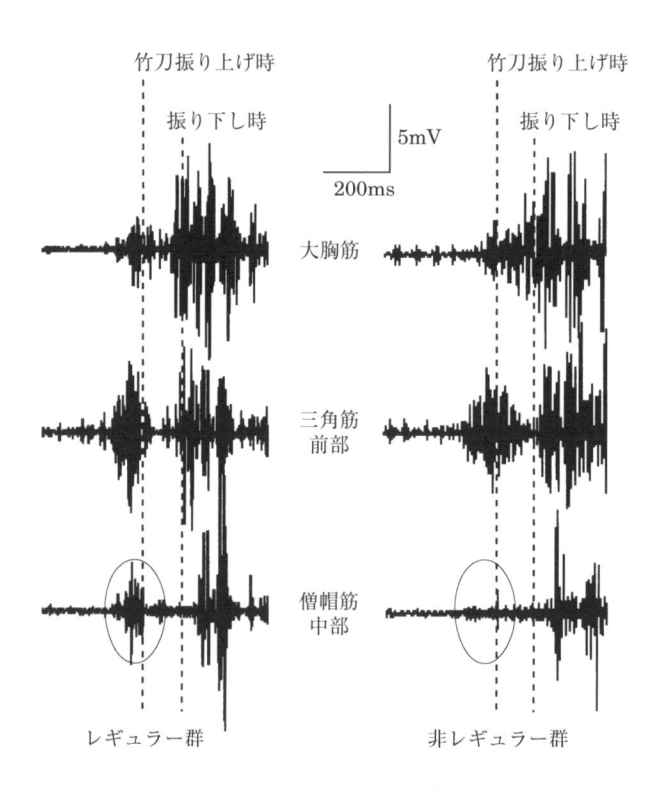

図 4.2 小さくすばやい正面打突時の筋活動パターン

極には能動型を用いた．感度は1000倍，高域遮断周波数は1kHzであった．電極は，筋出力と振幅が対応関係にあることを確認しながら，筋腹付近に貼付した．各信号をサンプリング周波数2kHzでAD変換し，波形解析ソフト（Super Scope II，GW Instruments）で解析・表示した．

　筋活動パターンを比較するといくつかの特徴がみられる．そのなかで最も明確な差異は，「構え」から打ち出そうと竹刀を振り上げる瞬間（図中の円内）の僧帽筋中部の活動である．レギュラー群ではこの筋活動が10名中9名でみられるが，非レギュラー群では10名中4名にしかみられず，みられても筋活動時間が短い．振り上げるためには三角筋前部が中心的な働きをするが，その瞬間に僧帽筋中部も活動させて肩甲骨を内転させていれば，上腕を挙上しやすくなる．したがって，レギュラー群は三角筋前部の筋活動をより有効に上腕の挙上動作へと結びつけられるのである．

　ところが，この僧帽筋中部の筋活動を認識しているかどうかレギュラー選手に聞いてみたところ，誰一人として認識できていなかった．筋電図で筋活動をみせながら動作をさせてみても，「やはり僧帽筋を使っているとは感じられない」と答えが返ってきたのである．

　このことは，正面打ちの指導をする際，以下のようなことに注意しなければいけないことを示唆している．すなわち，小さくすばやい面を打つときでも肩周囲の筋を使うことは重要で，特に僧帽筋中部により肩甲骨を内転させることが大切だということを知識として伝える．実際の動きを指導する際は，「僧帽筋中部を使え！」といっても結局はわからないし，感じられない．そこで，僧帽筋中部を結果的に使えるような誘導的指導を工夫すべきなのである．

4.2　過剰な筋活動の定量化

　サッカーのクッションコントロール時（図4.3）において，前脛骨筋，腓腹筋内側，内側広筋，大腿直筋の合計4カ所から導出した筋活動パターンを図4.4に示す．クッションコントロールとは，空中を飛んできたボールに対して片足を上

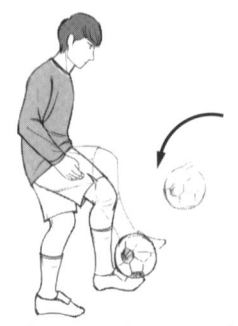

図 4.3 サッカーのクッションコントロール

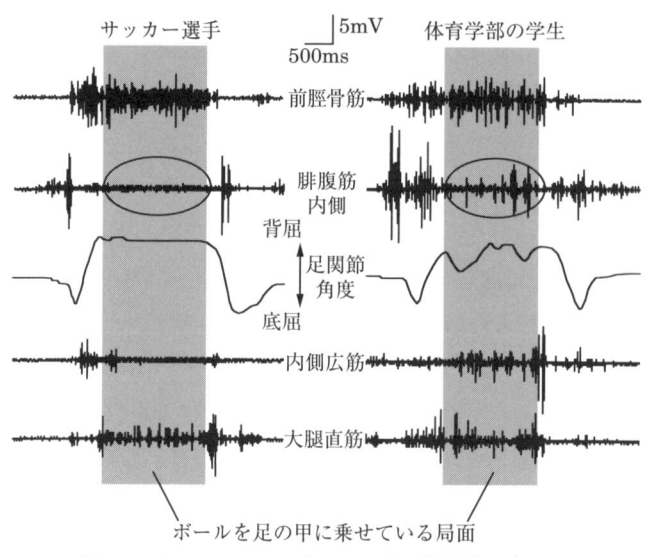

図 4.4 クッションコントロール時の筋活動パターン

げて迎え，その足の甲の部分にボールを上手に乗せて体に引き寄せ，その乗せたボールを思いどおりの所へそっと置くように落とす技術である．特にこの図では，ボールが足の甲の部分に乗っている局面に注目して話を進めたい（図 4.4 の網かけ部）．

筋電位の導出方法は，前節 4.1 と同様である．図 4.4 左側はサッカーでは有名

な大学のレギュラー選手の筋活動パターン，右側は体育学部の大学生の筋活動パターンで，比較するといくつかの特徴がみられる．まず足関節の角度変化をみると，サッカー選手は一度底屈してボールを迎え，背屈したところでボールを足の甲の部分に乗せ，その足関節角度を一定に保っている．前脛骨筋，腓腹筋内側の筋活動パターンも動作イメージによく対応している．一方，体育学部の学生はサッカー選手ではないとはいえ，それなりに運動能力は高いのでボールを足の甲になんとか乗せることはできるが，足関節角度を一定に保てていない．この局面の腓腹筋の筋活動を比較すると，サッカー選手ではわずかに筋活動がみられるのみであるが，体育学部の学生では断続的な筋活動がみられる（図4.4の円内）．これは足関節角度を一定に保てないことにつながる過剰な筋活動と考えられる．

この局面の腓腹筋の筋活動量を最大筋収縮時の筋活動量で基準化すると，サッカー選手群では平均約4％RMS，体育学部の学生群では平均約7％RMSであった．その差はわずか3％で，動作中に感じとるには非常に小さな違いである．さらに，この局面において膝関節の伸展や固定に関与する内側広筋，大腿直筋の筋活動量も，体育学部の学生群ではサッカー選手群より約3〜5％RMSほど高かった．これらのことは，この動作に関与する筋群での過剰な筋活動が無駄な力を生み，それがボールを上手にコントロールすることを妨げ，それでもなんとかコントロールしようとするとさらに過剰な筋活動がみられてしまうといった悪循環に陥ることを示唆している．

ただし，指導現場では過剰な筋活動による無駄な力を抜くために「もっとリラックスせよ」とか「もっと力を抜いて」とアドバイスすることがよくあるが，抜かなければならない筋活動量はわずか数％なので，それをしっかり認識し，実際に抜くことはとてもむずかしいことなのである[1]．したがって，無駄な力を抜くためには，身体の他の部分に意識を置いたり，逆に力を入れさせたり，結果的に抜けるよう誘導することが大切で，優れているといわれる指導者はいろいろな誘導方法をもっているのである．

4.3　筋線維組成と筋線維伝導速度[2)]

　筋は多数の筋線維が束になって構成されている．運動単位を機能的に分類するとFF (Fast twitch, Fatigable)，FR (Fast twitch, fatigable Resistant)，ST (Slow Twitch) に分けられる．このFTタイプ（FFとFR）やSTタイプの運動神経につながる筋線維は，原則として**速筋線維**と**遅筋線維**であり，収縮張力や収縮速度，疲労特性と関連する．特にFTタイプの運動単位は筋線維自体が太く，収縮力が大きいがすぐに疲労してしまうタイプである．他方，STタイプの運動単位は，それにつながる筋線維も細く，収縮張力は小さいが疲労しにくいタイプである．

　FTタイプとSTタイプに分けて単収縮の速さとその他の諸特性をまとめたものを表4.1に示す[3)]．この特性のなかで，筋電位の波形に関係する項目は反復収縮の融合頻度や，軸索の伝導速度，後過分極持続時間である．すなわち，反復収縮の融合頻度は筋電位のスパイク波形の発射頻度と関係し，軸索の伝導速度は筋線維伝導速度と関係する．また，後過分極持続時間は単一運動単位の筋電位の周波数に関係があると考えられる．

表4.1　運動単位における単収縮の速さと他の諸特性との関係（ネコ，下腿三頭筋）[3)]

	Fタイプ (単収縮のピーク時間が30ミリ秒以下)	Sタイプ (単収縮のピーク時間が40ミリ秒以上)
単収縮の張力	大(中間値18g)	小(中間値1.6g)
反復収縮の融合頻度	高(中間値85Hz)	低(中間値25Hz)
軸索の伝導速度	大	小
運動ニューロン，入力抵抗	小	大
〃　　　，最大Ia EPSP	小	大
〃　　　，Iaシナプス密度	小	大
〃　　　，後過分極持続時間	短	長
F, Sタイプ運動単位の割合		
ヒラメ筋	0%	100%
腓腹筋	77%	23%

　速筋線維の比率が高いと力強く収縮するが疲労しやすい．逆に速筋線維の比率が低いとゆっくり収縮するかわりに疲労しにくい[4)]．同じ筋であっても，収縮特

性や疲労特性は人によっても異なる．筋線維の組成を知ることは個人の運動適性の一側面を評価することができるという点で非常に重要なことである．

　これまで，**筋線維組成**はバイオプシ（**生検**）によって組織化学的に調べられてきた．しかし，バイオプシ法は生体組織の一部を切り取るという外科的な手術を必要とする．そのためにそうした侵襲的な方法によらないで，筋線維組成を推定する方法の開発が望まれている．

　筋線維を伝播する筋電位の伝導速度は，収縮力や筋疲労と関係することが明らかにされている．これらは，運動単位の活動参加や発射頻度と密接な関係にあり，筋線維組成との関連も高いと考えられる．そこで，筋線維伝導速度と筋線維組成との関係について調べた．できるだけ筋線維組成のバラツキの幅が大きいと考えられる陸上競技の短距離と長距離の選手を選び，大腿部の外側広筋を対象に調べた．

　筋線維組成の計測は**ニードル・バイオプシ法**で採取し，組織化学的に染色した．染色の結果に基づいて，線維をFTとSTのタイプに分類した．FTとST線維の平均面積をデジタイザで測り，筋線維の断面を円形と仮定して面積から線維の直径を計算した．筋線維組成はFT線維の面積比で表した．

　筋線維伝導速度は膝関節伸展中に，外側広筋の筋電位信号から計測した．筋電位信号の誘導は13本のステンレス線でできたアレイ電極を用いて行った．電極は，太さ1mm，幅10mmのステンレス線を厚さ2mmの塩化ビニールのシートに5mm間隔で配列したものである．筋電位信号は隣り合った電極から双極性に誘導した．このアレイ電極を筋の長軸に沿って，バイオプシを行った位置のやや体幹側に貼り付けた．電極は皮膚をアルコールできれいにした後，電極ペーストを付けないで皮膚表面に貼り，粘着テープで動かないよう固定した．アース電極は当該脚の膝蓋骨につけた．

　増幅器の周波数帯域は53〜1000Hzで，さらに交流信号を徐去するために50Hzのフィルタを使用した．12ビット分解能をもつAD変換器で5kHzのサンプリング周波数でデジタル化した．サンプル数はチャンネルあたり4096点で，およそ0.8秒間に相当する．二つの筋電位信号の相関関数を計算した．伝導速度は電極間距離5mmと筋電位信号の時間差から計算した．時間差は2チャンネル

の筋電位信号の相互相関関数の最大値から算出した.

　FT線維の面積比は被験者によってかなりバラツキがあり，22.6〜93.6％の範囲にわたっていた．短距離走者のFT線維の面積比は平均70.1％（範囲47.1〜93.6％）と高く，他方長距離走者のそれは平均36.4％（範囲22.6〜61.3％）と低かった．この違いは統計的にも有意であった（$p<0.01$）．平均伝導速度は4.13〜5.20m/sの範囲にわたっていた．短距離走者の伝導速度は4.84 ± 0.24m/sで長距離走者のそれ（4.31 ± 0.10m/s）より有意に（$p<0.01$）速かった．

　伝導速度とFT線維の面積比の関係を図4.5に示す．両者の間には正の相関（$r=0.84$, $p<0.01$）が認められた．すなわち，FT線維面積の比率の高い人は伝導速度も速く，反対にFT線維面積の比率の低い人は伝導速度が遅かった．伝導速度と線維組成との相関はFTやST線維の膜の興奮性の違いによるものと思われる．

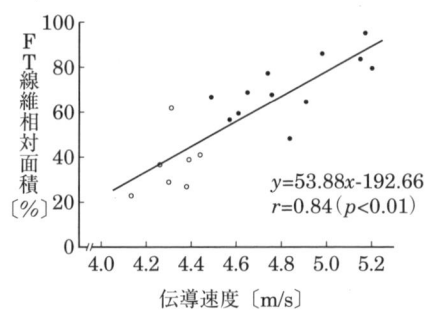

図4.5　筋線維伝導速度と速筋線維の比率との関係[2)]
●短距離走者，○長距離走者

　非侵襲的に計測可能な，筋線維組成と相関の高い筋線維伝導速度という生理学的な指標を見出した．すなわち，この伝導速度によって筋線維組成を評価できる可能性が示唆された．筋線維構成とスポーツ種目との関連性が適性やトレーニングに強く影響されることは疑いない．そこで短距離や長距離の選手の適性を早期に見出すためには筋線維組成を知ることが重要である．非侵襲計測であるため，この手法はスポーツ科学の分野や神経筋疾患などの臨床診断にも応用可能であろう．

4.4 各種スポーツ競技選手の筋線維伝導速度[5)]

　スポーツ選手を対象とした筋バイオプシによって筋線維の組成が調べられており，短時間に高い運動強度が要求されるスポーツ種目の選手は速筋線維を含む割合が多く，持久性の高いスポーツ種目の選手は遅筋線維の割合が多いと報告されている．こうした研究の主なねらいは，筋線維組成の偏りを調べることによって，それぞれの種目に属する選手の適性を知ることにある．

　スポーツ種目によって筋線維組成に偏りがあるのであれば，筋が活動するときの筋電位の伝導速度にもそうした違いが存在することが予想される．また，筋線維組成を調べる方法はバイオプシによる侵襲的な方法である．筋線維組成と伝導速度の関係が明らかになれば，線維組成を推定する非侵襲的な方法が開発できる可能性も出てくる．

　そこで，各種のスポーツ種目の外側広筋における筋電位の伝導速度を計測した．大学に在学する男子スポーツ競技者57名と，特別なスポーツ活動を行っていない一般男子学生7名を計測対象に選んだ．各種競技種目は陸上競技の短距離（Spr-12名），長距離（Dis-8名），投てき（Thr-8名）．ボールゲームではハンドボール（Han-8名），サッカー（Soc-7名）．その他の種目として，ボディービル（Bod-7名）と水泳（Swi-7名）であった．こうした種目の競技選手のほとんどはレギュラークラスであった．

　下肢外側広筋における筋線維伝導速度の計測は前節で述べた方法と同じである．

　図4.6はスポーツ種目別にみた外側広筋の筋線維伝導速度である．陸上競技の短距離走者が平均4.84m/sと最も速く，やや離れて投てき選手，サッカー選手がこれにつづき，それぞれ4.59，4.56m/sであった．ハンドボール選手，ボディービルダー，非鍛練者が中間に位置しており，それぞれ4.47，4.44，4.42m/sであった．また，伝導速度の遅いグループは陸上競技の長距離選手と水泳選手で，それぞれ4.32，4.10m/sであった．

図4.6 競技種目別にみた最大筋力発揮時の外側広筋における平均伝導速度と範囲(最大, 最小値)[5]

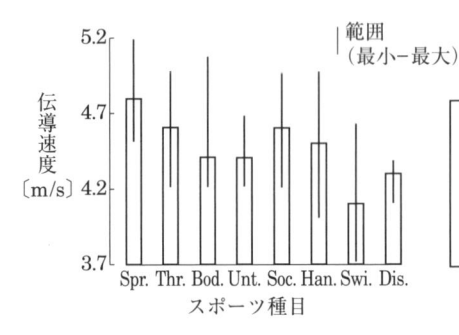

Spr：短距離走者　Thr：投てき選手
Bod：ボディービルダー　Unt：非鍛錬者
Soc：サッカー選手　Han：ハンドボール選手
Swi：水泳選手　Dis：長距離選手

水泳にも短距離と長距離の種目があるが，陸上競技のように瞬発的なスポーツ適性ではなくて，水泳の短距離は持久的な種目に属するものと考えられる．こうした伝導速度の種目特性はあくまでも平均値に基づくもので，同じ種目の選手のなかにも個人差がある．陸上競技の短距離選手のなかでも4.5m/sから5.2m/sまでかなり幅があった．

FoxとMathews[6]によってまとめられた各種スポーツにおける筋線維組成と比較してみると，競技ごとに特徴的な傾向があり，陸上競技の短距離や投てきの選手は速筋線維の比率が高い．また，持久的な能力を要求されるマラソンや長距離の選手は遅筋線維の比率が高い．このように，伝導速度の傾向と比較して，非常に類似性が高いといえる．

4.5　操作に対する上肢上方作業域[7]

人間工学の領域で，作業域の設定はおもに2つの面から検討されている．1つは作業の上限としての到達可能な範囲からみていく方法であり，もう1つは最適動作範囲を求めるものである．しかし，作業域の上限を考える場合に，生体寸法の計測から行われる到達域の内側に，機能や筋疲労からみた許容域が存在する．特に，産業場面においては，操作にかかわる姿勢の保持や手指・足先の細かい調整のために，上下肢の保持を必要とされることが多い．作業現場における人間工

学的な配慮は反応時間や操作力，操作時間，操作誤差などの要因のほか，局所疲労も考えに入れておく必要がある．

　たとえば，つまみやレバーを持続的に操作するような場合，上肢をある特定の位置に保持する努力が必要であり，保持に対する筋収縮の活動の度合は，操作位置によって異なり，また時々刻々と変化するものである．上肢の上方作業域はその最も端的な例である．天井作業などが，たとえ到達可能域内であっても，特別の苦痛を伴うことを体験する．このように手肢の保持による筋疲労との関連で作業域を考えていく場合には，単に到達域や動作域からの検討のみでは不十分であり，操作の位置ごとに静的な筋負荷を計測し，操作の持続時間に対応して過労現象の出現しない範囲を実験的に求めていく必要がある．

　筋疲労に伴って，表面筋電図の振幅が増加し，同時に徐波成分の増大が起こることが知られている．筋電位変化を筋疲労の量的な判定に応用することができれば，過労現象の出現に着目した作業域の設定に役立てることができる．そのために筋電図の積分値を容易に記録する方法を考案し，筋の過労現象をどう把握し，それに対応した作業域をどのように設定するかについて検討した．

　筋電位を量的に表現するために，積分装置を製作した．皮膚表面より導出した筋電位を整流積分し，積分値が一定に達したとき放電させ，それに同期したパルスを発生させ，そのパルスを1秒ごとにカウントして印字させるものである．このパルス数が筋活動の量的な表示にあたる．図4.7は最大収縮に対する筋力比10，40，70，100％で等尺性に収縮したときの三角筋の筋電図と積分パルスの例である．収縮力の上昇に伴って三角筋の筋電図の振幅が増大し，積分パルス数も増えていることがわかる．

　この積分パルスを用いて，三角筋の収縮力と筋電位の関係を調べると図4.8のように，ほぼ線形な関係が成立した．こうした関係が成立していれば，外部への筋出力測定ができない場合にも，筋電位の積分値や積分パルスによって筋活動度を有効に表現できる．最近では，信号のデジタル処理技術が進み，整流，積分などは筋電位をデジタル信号に変換しておけば，ソフトウェアで絶対値変換した後積分して，瞬時に結果を出力でき，筋活動の量的比較が高精度にできるようにな

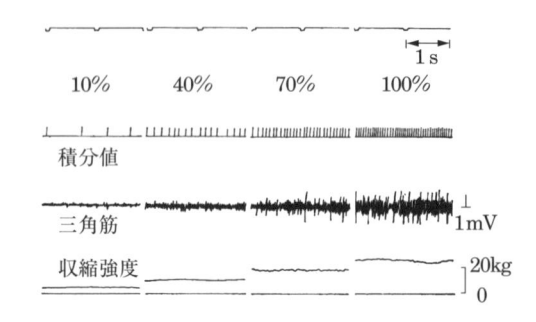

図 4.7 最大収縮比 10, 40, 70, 100％で収縮したときの三角筋筋電位の例[7]

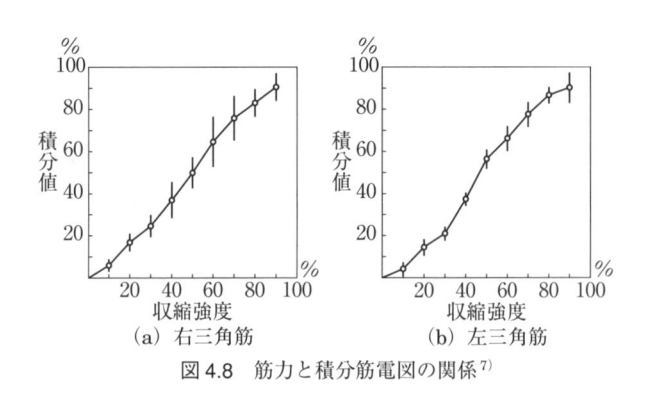

図 4.8 筋力と積分筋電図の関係[7]

っている．

　上肢前方挙上時に肩峰点を中心として，作業点からの距離，角度別に左右の三角筋の活動を計測した．図 4.9 はその記録例である．この測定にあたっては測定時間の短縮と，筋疲労の影響を除くために，各角度別に肩峰点に近いところから毎秒 2.5cm のゆっくりした一様な速度で第 Ⅰ, Ⅱ, Ⅲ指の指先位置を移動させた．このときの積分筋電図は，それぞれの位置で純粋に静的保持をさせたときの積分値と差がなかったので，各保持位置を通過するときの積分筋電図を計測値とした．各計測値を被験者各人の最大収縮時積分値に対する比率に換算したうえで，被験者 5 人について平均したものが表 4.2 である．肩峰点近位の下方では三角筋の収縮はほとんどみられないが，遠位の水平方向および直上方では，かなり強い収縮

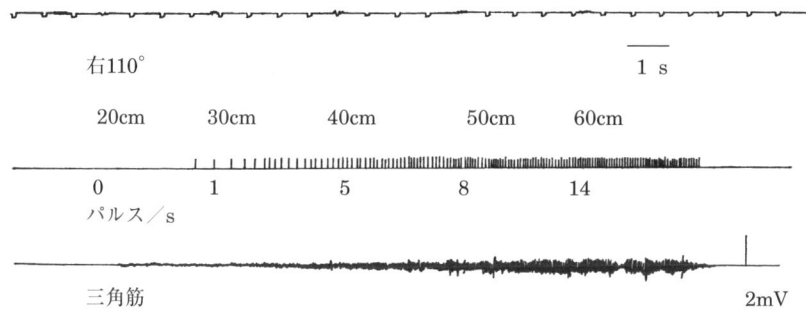

図 4.9 上肢前方挙上における三角筋の筋電位[7]

表 4.2 上肢前方挙上における各位置での三角筋活動度[7]

	20cm	30cm	40cm	50cm	60cm
180°	10%	17	18	29	38
160	6	13	18	26	37
150	4	11	16	26	36
140	4	9	16	23	30
130	4	8	13	21	30
120	2	7	13	19	26
110	1	7	11	17	24
100	1	4	10	14	22
90	2	2	6	12	14
80	0	2	6	11	13
70	0	1	3	7	10
60	0	0	2	5	7
50	0	0	1	2	5

を示した．水平方向でも遠位では，最大収縮時の10％を超え，直上方では平均30％を超えていた．

これを等活動度線として表示したものが図4.10である．10％の等活動度線はほぼ頭頂と水平前方の手を伸ばした位置を結ぶ線にあたる．これと平行して約20cm上方に20％等活動度線があり，直上方に手を伸ばしたところでは30％を超えていた．この図は上肢保持の筋負担からみた上肢上方作業域を示している．

作業域を筋負担から検討する場合，まず筋負担を保持姿勢の状態のままわかりやすく，有効に表示すること．次に筋負担の大きさが作業域の限界づけを必要とする大きさであるかどうかの評価をすることが必要である．筋電図の利用は筋の負担の大きさや限界づけを有効に表現できる指標である．

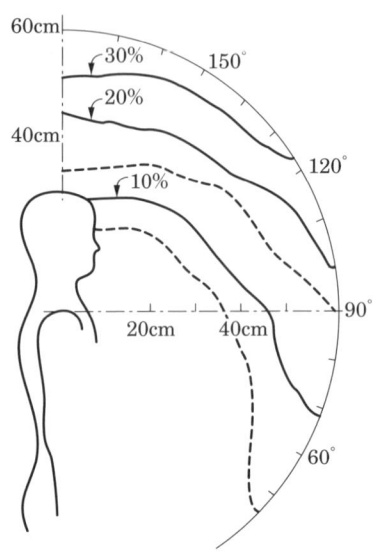

図 4.10　上肢前方挙上における三角筋活動度の等高線図[7]

　上肢の前方挙上における三角筋の活動について，三角筋の活動が最大筋力の30％を超える天井作業域は，操作時間を考えた場合1〜2分で筋痛が発生する領域であるといえる．また肩から20〜30cm近位でも上方では筋負荷が10％を超え，筋痛出現を目安にすれば，許容持続時間は数分とみられる．
　上肢の上方作業域として，数分程度の上肢保持を要する場合には，頭頂と上肢の水平到達域とを結ぶ線より下に作業点があるべきである．また作業時間との関係で作業域を考える場合，従来はあまり考えていなかった作業に伴う疲労感や筋痛を考慮に入れる必要がある．

4.6　厨房作業における最適作業面高[8]

　立位の作業姿勢に関する最適作業面高を筋電図によって人間工学的に検討した．すなわち高さの異なった作業台で手作業をする際の作業姿勢に対する姿勢保持の筋がどのように使われているかを計測し，定量的に表現することによって，

立位姿勢の保持にかかわる筋負担の大きさから，最適な作業台の高さを導き出そうとするものである．

被験筋は，作業姿勢に関する8つの筋（三角筋，上腕二頭筋，僧帽筋上，中，下，広背筋，大腿二頭筋，腓腹筋）を選んだ．作業面の高さは，身長の41，44，47，50，53，56，59％の7段階とした．作業負荷はすべての被験者に一定の負荷を与えるために，直径25cmの円盤状エルゴメータを製作し，使用した．作業は皿洗いに似せた回転作業を負荷とした．筋電位の計測はそれぞれの筋のほぼ中央部に直径10mmの銀板電極を貼付し，双極誘導法により記録した．筋電位を積分装置に入力し，パルス変換した．作業中の活動度（％IEMG）は，各筋の最大収縮時の積分筋電図（IEMG）に対する比で表したものである．

作業面高を変えて筋の活動を対応させてみると，作業面が高くなるにしたがって筋電位が増加する筋のグループと筋電位が減少するグループに分類できた．すなわち，作業面が高くなるにしたがって筋電位が増加する筋グループは，僧帽筋上，上腕二頭筋，三角筋であった．一方，作業面の上昇に伴って筋電位が減少するグループは僧帽筋下，僧帽筋中，広背筋，大腿二頭筋，腓腹筋であった．図4.11 (a)，(b)はそれぞれの筋グループ別に作業面高と各筋の活動度を示している．

調理のような立位姿勢による作業は，作業面が低い場合には，姿勢が中腰姿勢

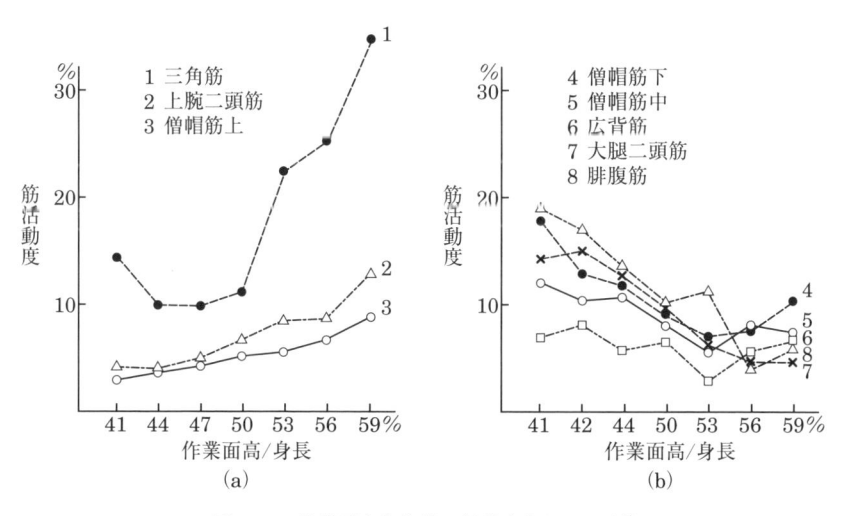

図4.11 作業面高と各筋の活動度（％IEMG）[8]

や前屈みとなり，重力に抗して腰や下肢の筋活動が増大する．こうした直立姿勢にかかわる筋は作業面高が身長の50％を超えると活動が増加しない．

一方，作業面が高くなるにしたがって筋電位が増大することについては，作業面高が50％を超えると上肢を持ち上げて作業することになり，その分上肢の筋や上肢を保持する三角筋や僧帽筋上部の活動が漸増することになる．特に僧帽筋上部の活動が顕著であった．

以上のように，調理作業のような立位姿勢における最適作業面を筋負担という側面から検討する場合，特定の筋に負担が偏らないことが好ましい．作業面高を身長に対する比率で表し，作業面が高くなるにしたがって筋電位が増加するグループと減少するグループに分けて活動量を平均し，プロットしたものが図4.12である．

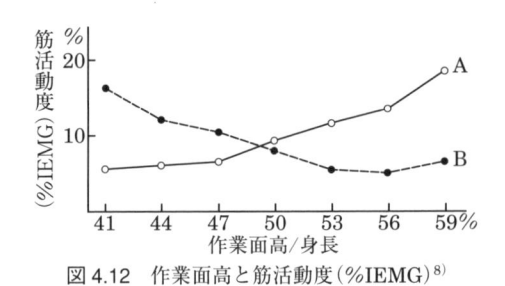

図4.12 作業面高と筋活動度(％IEMG)[8]

厨房作業のような持続的作業においては，特定の筋のみに活動が偏ることは筋疲労や筋痛などの結果を引き起こしやすい．したがって，最も筋負担の少ない作業姿勢は筋活動が少なく，かつ一部の筋に偏ることなく平均的に筋が参加することが合理的な作業姿勢であるといえる．この点から，作業面が高くなるにしたがって，筋電位が増加するグループAと減少するグループBが交わる点，すなわち筋電位が平均的でかつ少ない最適作業面高は身長の50％前後とみなすことができる．この高さの比率は主観的な使いやすさとも一致していた．

4.7　感性工学分野における筋電図の利用[9]

　咀嚼活動は食べ物の噛みごたえといった嗜好に関する課題であり，感性工学の分野に応用できる．咀嚼運動に関する筋電図学的な研究は，関連する筋活動を振幅や周波数によって解析するという方法が行われてきた．これらの解析的方法は咀嚼運動の動的側面を直感的に把握できないという傾向があった．これに対し咀嚼運動に伴う下顎の変位をセンサーによって機械的にトレースする方法が考案された．センサーの軌跡によって下顎運動を動的に表現することができる．しかし，この方法は計測装置の調整が複雑で，自然な咀嚼運動が妨げられ，等尺性に収縮した場合には筋電位が計測できないという問題があった．そこで左右の咬筋の積分筋電図をベクトル表示し，その**リサージュ図形**から顎運動を観察するという方法が考案された．

　正常な歯列を有する被験者に各種の食品を咀嚼させた．左右の咬筋の中央部に直径10mmの表面電極を，電極間距離40mmで貼付し，双極誘導した．筋電位信号を整流し，時定数0.5sで平滑化した．12msの間隔で1800ポイントのAD変換をし，21秒間記録した．導出電極の貼付位置や増幅器の感度は左右のチャンネルに差が生じないよう細心の注意を払った．左右の平滑筋電位はXYプロッタのX軸とY軸にそれぞれプロットすることによりリサージュ図形として表現した．

　用いた食品はチョコレート（4.7g），ビスケット（3.5g），アーモンド（1.3g），せんべい（2.5g），キャンディー（4.3g），チューインガム（3.1g）の6種類とした．一部の例外を除いて，咀嚼過程は一般に裁断，粉砕，臼磨の二相に分類される．筋電位の計測は，裁断過程を省略し，粉砕，臼磨の相で行った．

　図4.13（a）はせんべいを咀嚼したときの左右の咬筋の積分筋電図の例である．咀嚼運動のリズム性や筋活動の大きさをよく表現している．しかしこの記録からは左右の筋活動の相互関連性については理解しにくい．そこで，左右の筋電位をベクトル合成し，リサージュ図形として表現したのが図4.13（b）である．咀嚼ストロークが多数集まったもので，全体として遠心領域の膨らんだ扇形を示してお

(a) 積分筋電図

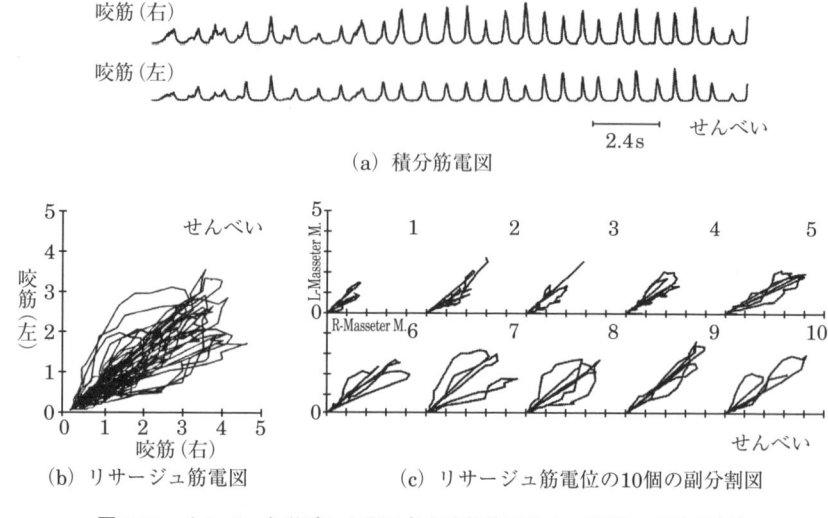

(b) リサージュ筋電図　　(c) リサージュ筋電位の10個の副分割図

図 4.13　せんべいを咀嚼した際の左右咬筋筋電位の 3 種類の表現方法[9]

り，ほぼ 45 度の線対称となっている．大まかには 45 度の比較的線形な軌跡と，その両側にある先端の広がった軌跡とに分けることができる．45 度の直線的な軌跡は左右の咬筋が同時に均等に活動していることを意味し，下顎の上下運動に関係して，咀嚼前期の粉砕相に出現するパターンである．また，弧を描くような軌跡は左右の筋力バランスが連続的に変化していることを意味し，下顎の側方運動に関係している．これは咀嚼が臼磨運動になったときに出現するパターンである．

こうしたリサージュ図形を時分割し，個々の咀嚼ストロークを観察できるようにすると，さらにはっきりした咀嚼の特徴が把握できる．図 4.13 (c) は図 (b) のパターンを時間経過にしたがって 10 等分したものである．図の 1 から 3 の直線的な軌跡はかみ砕く運動であり，図の 4 から 10 の先端が扇形に広がった軌跡はすりつぶす動作に相当する．

種々の食品に対する咀嚼のリサージュ筋電図を図 4.14 に示す[10]．食品の種類によって咀嚼パターンが異なっていた．柔らかいものはリサージュパターンが描く面積が小さく，咬筋の活動が少ないことがうかがわれる．チョコレートはその典型であった．一方アーモンドやせんべいはやや硬いが，かみ砕いてしまうとす

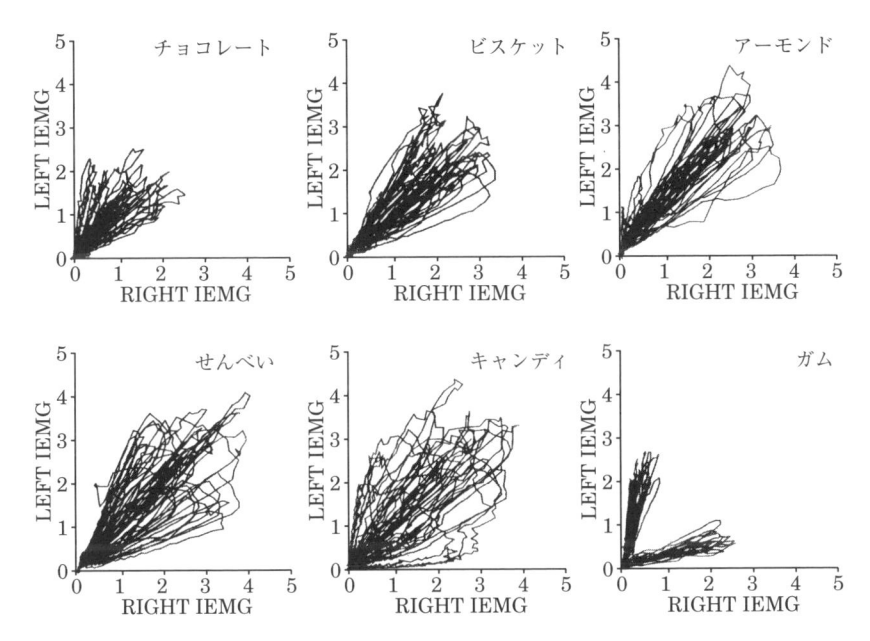

図 4.14　6 種類の食品における左右咬筋のリサージュ筋電図[10]

りつぶす動作に変わり，広がった複雑なパターンとなった．他方，咀嚼しても形状が変化しにくい食品はパターンが左右二つの部分に分離した．これは特にチューインガムのパターンで顕著にみられた．

　ビスケット，せんべい，アーモンドなどの食品は粉砕パターンと臼磨パターンが時間経過を追ってはっきり変化した．咀嚼の初期は食品をかみ砕くという粉砕パターンとなるが，後半はすりつぶすという臼磨パターンへと変化していく様子を区分できる．

　このように咀嚼を左右の咬筋活動によって表現できることが明らかになり，咀嚼の相を認識できることから食品の特徴を把握することによって，噛みごたえなどの感性工学的な利用が期待できる．

4.8 自転車エルゴメータの負荷制御

　健康の維持，増進のための運動を支援する機器が普及してきた．中高年齢者の場合，加齢やトレーニングによって体力が徐々に変化していくため，体力に応じた適度な負荷を実現するには，定期的な**負荷制御**情報の更新が必要である．ここでは，運動時の表面筋電図と心拍数をモニタリングすることで，個人差の大きい中高年齢者でも効果的に健康増進が図られるように研究を進めている自転車エルゴメータのファジー負荷制御プロセス[11]について解説する．

　自転車エルゴメータのファジー負荷制御プロセスでは，最初に，漸増負荷テストを行い，無酸素性作業閾値を求める．また，心拍数と筋疲労関連の指標からなる散布図を作り，この分布を3つの領域に分割する．そのうえで，領域ごとにメンバーシップ関数を設計する．さらに，**主観的指標**である**自覚的運動強度**（BorgのRatings of Perceived Exertion：RPE[12]）との関係から，好ましいファジールールを設定する．この状態で，5サイクルごとに求めた心拍数と筋疲労関連の指標から次の5サイクルでの負荷を決定する．実際には，体力にあった基本的な負荷制御パターン（図4.15）を決めておき，約30分の運動の間に生体情報に基づく負荷制御区間を設ける．基本的な負荷制御パターンでの負荷レベルの最大・最小値は，漸増負荷テストで求めた無酸素性作業閾値での数値を用いる．個人ごとに最適な負荷を提供するには，この負荷制御パターンの負荷の大きさや生体情報に基づく負荷制御区間長を調整する．

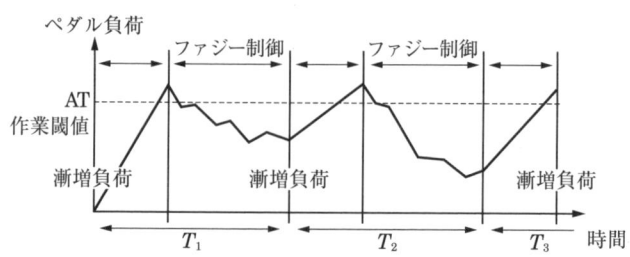

図4.15　基本的な負荷制御パターン（漸増負荷区間と負荷制御区間を交互に設ける）

さて，自転車エルゴメータ負荷制御では心拍数を利用することが多い．ここでは，さらに，過度な疲労や関節障害を引き起こさないよう筋疲労をうまく調整することを目的とする．つまり，適度な疲労感は達成感が得られ運動意欲の維持にとって重要であるが，過度な筋疲労で膝を痛めてしまうと運動に対する恐れが生まれ，逆効果となる．そこで，中高年齢者向けの負荷制御では，表面筋電図で筋活動状態もモニターしながら，心拍数と合わせて負荷を制御しようとしている．これは，その基礎研究の紹介である．

最初に，電極の貼付について説明する．図4.16は運動時の外側広筋での表面筋電位を電極間隔1cmとした4本線のバー電極（直径1mmの白金線）で双極導出により計測した例である．この3チャンネルの表面筋電図からARVを求め，漸

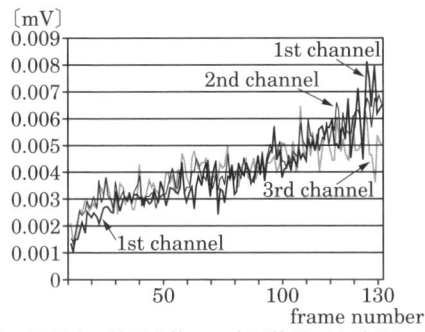

図4.16 4バー電極で運動時の外側広筋での表面筋電図を計測した場合の，チャンネルごとのARVの時間変化（1つのフレームは5s）

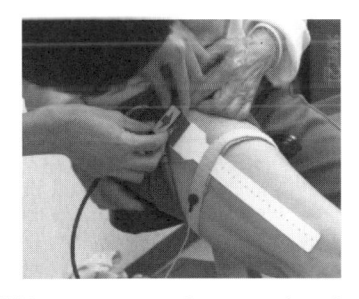

図4.17 電極間隔1cm，15チャンネルのフレキシブルアレイ電極を外側広筋に貼付した例

4.8 自転車エルゴメータの負荷制御

増負荷時の変化を調べると,第1チャンネルではARVの増加が強い負荷で明らかであるのに対して,第3チャンネルでは,それほど増加していない.第3チャンネルの特徴は神経支配帯の影響と考えられる.その対策としては,「1.5 ダイナミックな運動時での計測」で述べた神経支配帯の影響を抑える方法で,筋活動評価指標を推定すればよい.あるいは,多チャンネルアレイ電極であらかじめ神経支配帯の位置を推定して,その影響を避けるように電極貼付位置を決定しておく.図4.17は電極間隔1cmで15チャンネルの差動導出が可能なフレキシブルアレイ電極を外側広筋に装着した例である.この状態で自転車エルゴメータ運動時での表面筋電位を計測し,神経支配帯の影響を受けていない最適なチャンネル位置を求めることができる.この計測は一度だけ行えばよく,その後の表面筋電図計測には最適な位置で,実用的な2本線のバー電極を用いることができる.なお,これらの電極については「6.2 計測装置」で詳しく紹介する.

図4.18は,漸増負荷テストでの心拍数と**筋疲労評価指標**の経時変化の例である.筋疲労評価指標は,一定の時間区間ごとに求めたARVとMNFの相関係数である.筋疲労評価指標の経時変化の特徴から,だいたい3つのグループに分割した[13,14].ここで,負荷の増加に対して,心拍数の増加がみられない例がある.Subj. MS

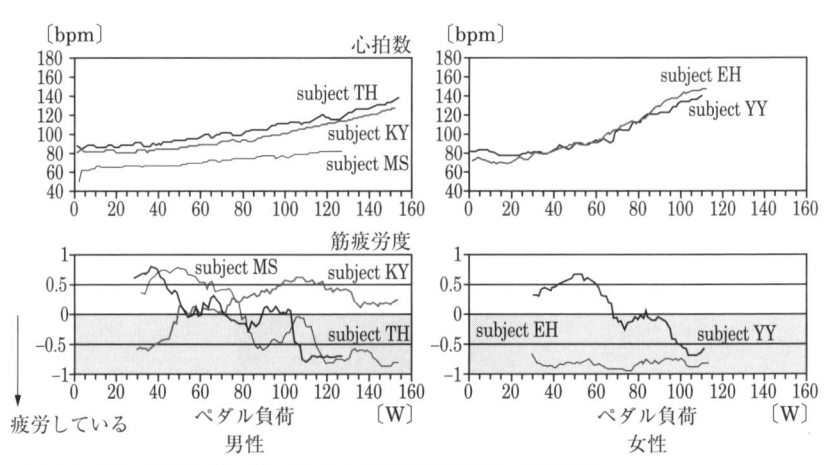

図4.18 漸増負荷テストでの心拍数と筋疲労評価指標の経時変化
Subj.MSは心拍数に変化がみられないが,筋疲労評価指標からは筋疲労に伴う特徴がみえる.筋疲労評価指標の経時変化から,3つのタイプに分ける(タイプA: Subj. TH, MS, YY; タイプB: Subj. EH; タイプC: Subj. KY)

は高血圧を抑える薬を服用していたため，心拍数で負荷を制御することができず，筋疲労の進み具合から負荷を制御する必要がある．

　負荷制御に筋活動を加えた例を述べたが，重要なことは，負荷制御にどのような生体信号が好ましいかである．まだまだ筋電位を負荷制御に用いることは計測法からしてハードルが高い印象が強いし，計測技術や評価法が進展しなければそのとおりであろう．しかし，たとえば，クランクトルクではペダルに加えられた力しか表していない．筋電図は筋が加えている力だけでなく，筋の疲労情報を含む点で有利である．さらに，継続的な運動を維持するにはエネルギー代謝の情報が必要となる．そして，運動意欲の継続が運動には欠かせない．このようにみてくると，個人向けの運動負荷制御を十分に提供しようとすると，より多くの生体情報が必要になる．しかし，実用的な場面で利用するには，どの生体情報を制御に結びつけるかの判断が重要となる．また，これらの生体情報は時間スケールが桁違いであるため，なかなか総合的に活用しきれていないのが現状である（図6.15参照）．

4.9　スキー運動にみられる運動形態の違い

　スポーツなどの運動を繰り返し長時間行うと疲労が蓄積し，ケガなどを引き起こす可能性が高くなる．特に高齢者のレジャーとして復活しつつあるスキー運動は，多くの場合，リフト搭乗と主運動である滑走が一日中交互に繰り返され，一度リフトで山に上ってしまうと必ず滑り降りなくてはならないため，自覚している以上に危険度が高い．このように，繰り返し運動では運動の継続か休息かを判断することが重要であり，心拍変動からみられる自律神経系の情報や筋疲労から適切な判断ができるようにする必要がある．ここでは，ゲレンデスキーにおける**自律神経系活動**と筋活動から運動機能の変化を探る研究を紹介する．

　筋は姿勢の維持と滑走やターンの運動を作り出している．自転車運動よりもさらにダイナミックな運動である．さらに，ボーゲンに代表される受動的な運動とウェーデルンに代表される能動的な運動に分けることができる．受動的な運動は

ど姿勢を維持しようとする筋活動が強く，収縮の連続によって筋疲労が現れやすいであろう．一方，能動的な運動では，筋は姿勢を維持するとともに収縮と弛緩を繰り返し，このタイミングで十分な血流が維持されていれば筋疲労が現れにくいと思われる．

フィールド実験を行ったゲレンデは，妙高高原池ノ平スキー場である．全長1364m，前半部分が中斜度（最大傾斜約20度），後半部分が緩斜面（傾斜約7度）であった．ここで，約20分間隔でリフト搭乗とスキー滑走を繰り返した際の下肢の筋活動と心電位を計測した．なお，スキー運動では，表面電極をつけていてもウェアに隠されるので，周囲の目が気にならない．

図4.19はパラレルターンを繰り返した際の外側広筋と前脛骨筋での筋疲労評価指標の経時変化の例である．ゲレンデのスロープに対して，ほぼ同じ場所で筋疲労評価指標が負の値へと変化していることがわかる．このような筋疲労チェックポイントがあれば，筋疲労の評価もしやすくなるであろう．

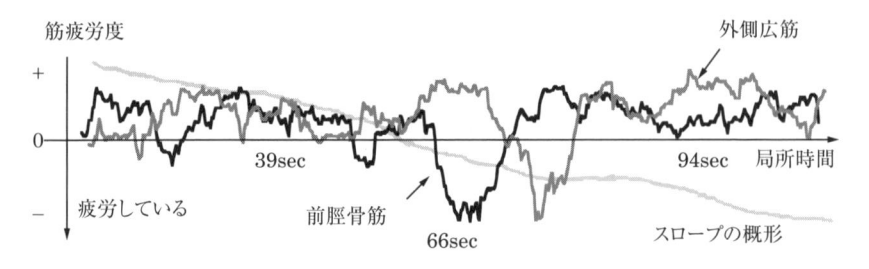

図4.19 パラレルターンを繰り返した際の外側広筋と前脛骨筋での筋疲労評価指標の経時変化
　　　　ARVとMPFの相関係数を10s間ごとに求め，0.25sずつシフトさせた

心電図のR波の時間間隔は自律神経系の支配を受けて変動するため，RR間隔時系列に対してスペクトル解析を施し，その高周波数（High Frequency：HF）成分と低周波数（Low Frequency：LF）成分とから交感神経や副交感神経の活動を推定することができる．図4.20は1日，14トライアルのスキー滑走を行ったときのLF/HFの経時変化を，1つのトライアルごとにスキー滑走の前半と後半，さらに，リフト搭乗時での前半と後半で分けて求めたものである[15]．

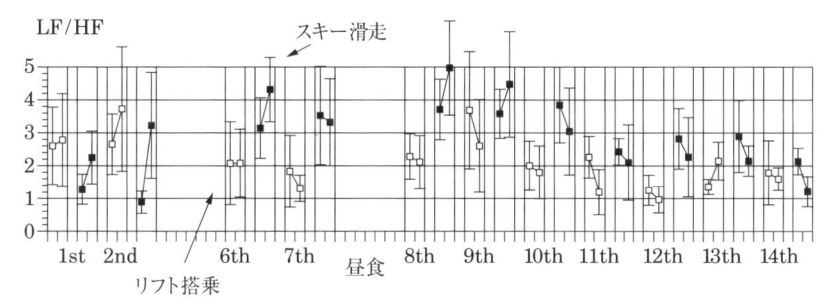

図 4.20　1日のスキー運動トライアルでのLF/HFの経時変化
　　　　1つのトライアルごとにスキー滑走(■)の前半と後半，さらに，リフト搭乗時(□)での前半と後半でわけて求めたもの

明らかに，昼食時の前後でLF/HFは増加し，夕方にかけてLF/HFは減少している．

図4.21はこの結果を筋疲労評価指標と比較した散布図である．すなわち，1つのスキー滑走を10秒ごとのセグメントに分割して，1日にわたる各々のスキー滑走ごとでLF/HFと筋疲労評価指標との関係を図示したものである．筋疲労評価指標はトライアル数の増加につれて減少した．特に，13回め以降ではほとんどのサンプルが負の値を示した．また，昼食前後でのLF/HFの増加や筋疲労評価指標の値によってトライアルごとに散布図が特徴的な変化を示していることがわかる．

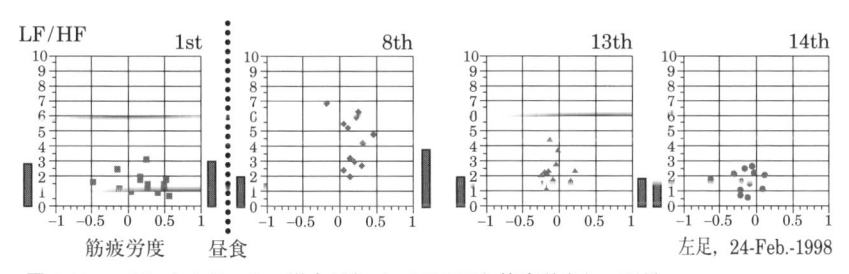

図 4.21　1日にわたるスキー滑走ごとでのLF/HFと筋疲労度との関係
　　　　1つのスキー滑走を10sごとのセグメントに分割してサンプルを求めたもの

さて，必ずしもLF/HFがこのようなパターンを常に示すわけではなく，天候やフィールド実験のコース設定の曖昧さが影響を与えてくることを考慮しておく必要がある．しかし，フィールドでの運動では，みずから疲労状態を客観的に知

る手段はなく，情報通信技術を用いた何らかの支援システムがほしくなる．ここでは，スキー運動時での生体情報のフィードバックを目的とした計測支援システム（図4.22）の例を紹介する[16]．計測装置は被験者に余分なストレスを与えずいつでもどこでも計測できるように，被験者が身につけるものとし，さらに，計測開始の制御や計測データ，解析結果のやりとりを無線で行えるものとした．計測装置は生体信号増幅器，AD変換PCカード，無線LANつきノートブックPC，トランシーバからなる．記録・表示した生体信号は左右外側広筋，前脛骨筋の筋電図と心電図である．また，外気温と被験筋の皮膚温をサーモレコーダで計測した．計測データの信頼性を高めることと，解析結果のオンサイトでのフィードバックを目的に，無線LANによる計測支援システムを構築した．ここで，1つのトライアル終了時に（次のリフト搭乗前に），計測データを約80m離れた支援システムのアクセスポイントで受信し，さらに，無線接続された解析用PCへと送る．解析用PCでは一連の解析を実行し，その解析結果を図表にしてサーバのサイトへ送る．このようにして得られた解析結果は，再び，フィールドでPDA

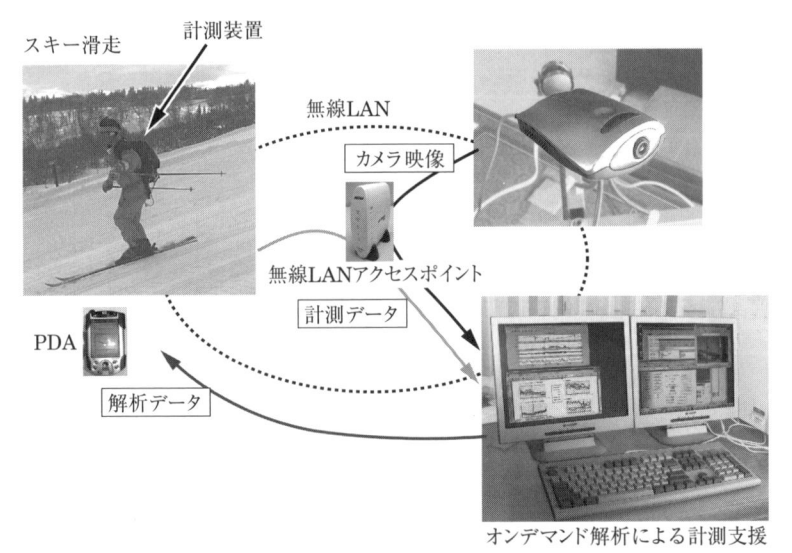

図4.22 スキー運動時での生体情報のフィードバックを目的とした計測支援システム

（Personal Digital Assistant）などの情報端末で閲覧することができる．

　計測システムがさらに小型化され，疲労の状態をうまく表現できる評価指標が決まり，データ通信の容量が携帯端末でも利用できる環境になれば，スキーヤーがみずから体調を判断して，安全にスキー運動を楽しむことができるようになるだろう．また，計測データや解析結果を個人個人の履歴データベースとして蓄積すれば，過去のデータを参照しながら，現在の状況やその後の変化を判断できるようになるだろう．もちろん，この計測支援システムはその他のフィールド運動へも展開することが可能である[17]．

参考文献

1) 木塚朝博：成長期に身に付けたいからだの使い方～抜きどころを体得するには～，体育の科学，54, 428-433（2004）
2) 宮田浩文，佐渡山亜兵，勝田茂：等尺性収縮における外側広筋の筋電位伝導速度—その線維組成との関連—，体力科学，34, 231-238（1986）
3) 時実時彦編：脳と神経系，p.221，岩波書店（1976）
4) Thorstensson A, Karlsson J: Fatiguability and fiber composition of human skeletal muscle, Acta Physiol Scand, 98, 318-322（1976）
5) 宮田浩文，角直樹，佐渡山亜兵，増田正，勝田茂：各種スポーツ競技選手の外側広筋における活動電位伝導速度，臨床スポーツ医学，6, 1371-1376（1989）
6) Fox EL, Mathews DK: The physiological basis of physical education and athletics, 3rd. Ed. CBC College Pub, 100（1981）
7) 佐渡山亜兵，小木和孝：操作に対する上肢上方作業について，日本人間工学会誌，6, 45-50（1970）
8) 堀田明境，佐野吉雅，佐渡山亜兵：流し台及び調理台の高さに関する研究，産業工芸試験所報告，55, 1-14（1968）
9) 熊井敏文，増田正，佐渡山亜兵，永村寧一：リサージュ図形を応用した顎運動描記方法，下顎運動機能とEMG論文集，4, 135-140（1985）
10) Kumai T, Masuda T, Sadoyama T, Nagamura N: Lissajous figure method for ascribing masticatory movements, Jpn J Oral Biol, 28, 383-387（1986）
11) 山口謙一郎，木竜徹，田中喜代次，斉藤義明：中高年者向け自転車エルゴメータのリモート負荷制御システム，電子情報通信学会論文誌（D-II），J83-D-II, 840-847（2000）

12) Borg G, Ljunggren G, Ceci R: The increase of perceived exertion, aches and pain in the legs, heart rate and blood lactate during exercise on a bicycle ergometer, Eur J Appl Physiol, 54, 343-349（1985）
13) Kiryu T, Sasaki I, Shibai K, Tanaka K: Providing appropriate exercise levels for the elderly, IEEE EMB Magazine, 20, 116-124（2001）
14) 佐々木績，木竜徹，林容市，田中喜代次：個人の運動体力にあわせた中高年者向け自転車エルゴメータのインテリジェント負荷制御法，電子情報通信学会論文誌（D-II），J85-D-II, 329-336（2002）
15) 木竜徹，牛腸哲也，牛山幸彦：繰り返しスキー運動時での運動機能変化過程の解釈，第15回生体・生理工学シンポジウム論文集, 139-142（2000）
16) 坂橋伸吉，木竜徹，牛山幸彦：スキー運動時における心拍変動と筋活動からみた運動機能変化の解析，第17回生体・生理工学シンポジウム論文集, 145-146（2002）
17) 青木航太，木竜徹，牛山幸彦：運動機能評価のための計測・解析機能分散型支援システムの開発，第19回生体・生理工学シンポジウム論文集, 291-292（2004）

第5章
適用とその限界

前章まで読み進んだ読者の方々には，表面筋電図がわりと身近な存在に感じられてきただろうか．しかしながら，表面筋電図には，期待している筋活動以外の信号（アーチファクトやクロストーク）も含まれている．そこで，"本物"の筋活動を手に入れるための解析法，評価法が必要となる．ここでは，運動時での計測，動作識別，運動単位の分離を例に解説する．また，さまざまな方法が提案されているスペクトル解析法で表面筋電図の周波数成分がどのように表現されてくるのかを示す．最後に，筋張力の減少と筋疲労との区別について考えてみる．

読者は，表面筋電図から検討したいものが何であるのか意識しながら読んでみてほしい．それには，表面筋電図が含んでいる情報が，どのような場面でどのように現れてくるのかをよく理解しておく必要がある．つまり，計測によって得られた情報が"本物"かどうか，解析結果の評価が行える力を養っておく必要がある．

5.1 運動時の筋活動

解析や評価を行う前に，何が計測されたかを押さえておく必要がある．表面筋電図を利用する場面で，研究や医学的な側面が強い場合には，等尺性の一定随意収縮が多く用いられる．一方，フィールドや工学的な側面が強い場合には，動的運動が対象となることが多い．運動に伴うさまざまな変化は，アーチファクトも含め，それ自体，情報となるかもしれない．しかし，"本物"の表面筋電図をねらうならば，収縮の程度を変えた一定随意収縮運動時の表面筋電図をよく観察し，

どんな波形が観測されてくるのかよくみておこう．これが，動的運動時の表面筋電図を検討するうえで役立つ．

表面筋電図は，神経インパルスが表面電極に到達するまでの間に，さまざまな情報が加わったり，減衰させられたりして観察されたものである．この経路で関与する情報には，役立つ情報もあれば，雑音となる情報もある．たいていの場合，表面筋電位とそれ以外の雑音とは周波数成分が異なるので，判別がつくことが多い．問題は，動的運動時に，これらの情報が，いつどのようにして関与するかである．

静的な運動，すなわち等尺性の一定随意収縮では，比較的，これまでの章で述べられてきた方法を実現しやすい．つまり，"本物"がどれかはたいてい見分けがつく．しかし，最近，さまざまな分野で利用されている関節角度が変化するような動的運動時の表面筋電図計測では，計測の条件を厳密に満足させることがむずかしい．特に，これまでの章で幾度となく登場したように，アーチファクトの混入と，活動している筋線維や神経支配帯に対する表面電極の位置に注意を払わなければならない．

アーチファクトを取り除くには，通常のハイパスフィルタで十分な場面も多い．この場合，対象とする表面筋電位の周波数成分がどれくらいの周波数範囲で存在しているのかを，事前に探っておく必要がある．なお，激しい運動では，フィルタ係数を信号の局所的性質によって制御する非線形フィルタ[1]の導入を検討してほしい．

一方，双極表面筋電図への神経支配帯の影響を避けるには，筋活動を広い範囲でとらえる多チャンネルアレイ電極が役立つ．すなわち，アレイ電極と神経支配帯との相対的位置関係が，表面筋電図の評価指標に与える影響がわかっていることを利用する．つまり，多チャンネルアレイ電極を構成するチャンネルごとの評価指標を比較することで，神経支配帯の影響を受けない"本物"の評価指標を手に入れることができる．この際，神経支配帯が評価指標にどのような影響を与えるか，事前に調べておこう．なお，動的運動時に，厳密に神経支配帯の影響を補正するには，時間につれて変化する神経支配帯の位置を知る必要がある[2]．

5.2 動作を識別する

　現在，表面筋電図の応用の多くは，対象とした単一の筋の筋張力や運動に伴う複数の筋の活動を探るものである．これらの研究は，基本的にはバイオメカニクスの範疇であり，表面筋電図は筋張力やトルクを推定するために使われる．また，伸張反射のような筋運動制御系の解析では，α運動ニューロンや筋紡錘の働きを議論する．このようなストレートな研究とは別に，実用的な側面からのアプローチも多い．

　1970年代後半から1980年代にかけての義手制御では，表面筋電図による**動作識別**が話題となり，表面筋電図のパラメトリックなスペクトル解析[3]あるいは多変量解析[4]が成果を上げた．パラメトリックなスペクトル解析とは，音声信号処理などで発達した線形予測法である．**線形予測モデル**によって，表面筋電図がもつ周波数成分の特徴を，数個から数十個程度のパラメータで表現できる点は魅力的である．また，これらのパラメータと生理的要因との関係を示唆する研究もある．しかし，線形予測モデルは工学的には有効であっても，厳密な表面筋電図の生成モデルとしては適当ではないであろう．いずれにしても，複数の筋の表面筋電図から得られる情報を整理して，動作識別に利用するには，主成分分析や判別分析などの多変量解析が必要となる．

　1990年頃になると，**人工ニューラルネットワーク**（Artificial Neural Network：**ANN**）を利用した運動制御機構の非線形システムの研究が登場する．たとえば，表面筋電図と関節トルク間の複雑な非線形システムをANNでモデル化する方法である．また，動作と複数の筋活動とをANNで関係づけることもできる[5]．これによって，どの時点でどの筋が主に活動しているのかを推定できる．ここで注意しなければならないのは，正確に表面筋電位を計測しなくても，ある程度，表面筋電図を処理してからANNで動作を識別できることである．つまり，運動時の人工的な雑音（アーチファクト）などの筋活動以外のさまざまな情報を含んでいても，その情報が動作の識別に役立っていれば，ANNは動作を識別し

てくれる．ただし，これは目的としているものが神経筋系の情報ではないから許される話である．

実際に，動作識別に必要な"本物"の情報が何であるかを意識した対応が必要である．"本物"の情報は，この場合，有効で再現性のある情報と読み替えられる．

5.3　運動単位の分離

運動の指令は脳や脊髄（反射の場合）からやってくる．つまり，大脳皮質の運動野から発する錐体路ニューロンの活動（スパイク数）は筋張力と関係がある．したがって，表面筋電図の本質は神経筋制御系のふるまいに関する情報である．

たとえば，ほぼ一定の筋張力が観察されていても，運動単位（MU）レベルでの活動が一定である保証はない．さらに複数の筋が関係する関節トルクとなると，関節トルク一定に対してさまざまな**運動単位発射テーブル**（MU firing table）のバリエーションが存在する．したがって，漠然と筋力をみているかぎりでは，筋力が減少した場合に，これが筋疲労によるものなのか，随意的に筋張力を減少させたことによるものなのかを判断することはできない．

このような場合，運動単位の発射テーブルを手に入れたくなる．筋が収縮するときには2つの生理的要因が主に関係する．神経インパルス発射頻度の増加と運動単位リクルートメントである．個々の運動単位活動電位（MUAP）波形は，支配される筋線維の数や電極からの相対的距離によって波形が異なる．表面筋電図は，このような数多くのMUAP波形を時空間的に重畳して観察したものであることを思い出そう．

さて，筋の収縮につれて，いくつかの種類の筋線維が順番に活動することが知られており，新たに参加するMUAP波形を順にライブラリ化することによって，複合筋電位を複数のMUAP波形へと分解することができる．その結果，運動単位ごとに神経インパルスの発射テーブルが求まる．これによって，さまざまな条件下での複数の運動単位のふるまいを調べることができる．

LeFeverとDe Luca[6]は，計測法の工夫と統計的手法で，針筋電図で観測した

筋電図

0.0

リクルートメントの進行→

MU #1　#2,#3,#4,#5　　　#6　　#7,#8 #9　#10

(a) 表面筋電図

発射テーブル
MU #1
 #3
 #5
 #6
  #8
   #9
   #10

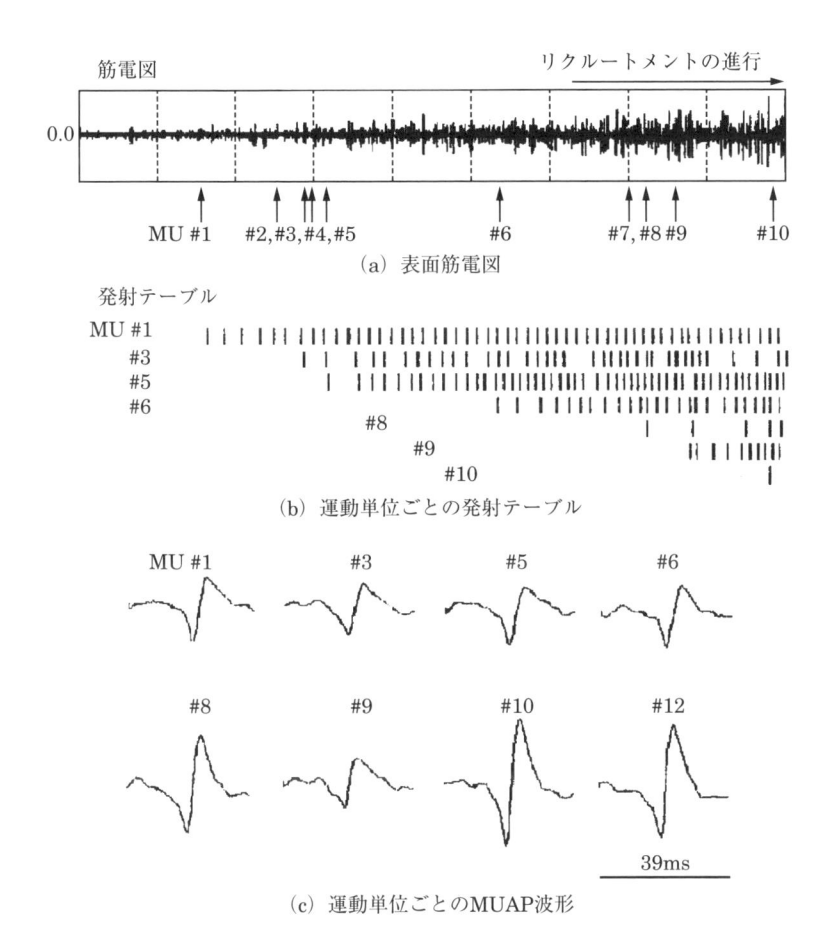

(b) 運動単位ごとの発射テーブル

MU #1　　#3　　#5　　#6

#8　　#9　　#10　　#12

39ms

(c) 運動単位ごとのMUAP波形

図 5.1　運動単位デコンポジション

複合筋電位を複数のMUAP波形へと分解（MU decomposition）した（図5.1）．この方法では，1本の注射針に4本のワイヤー電極を通して異なる3方向から複合筋電位を計測し，その観測位置によるMUAP波形の違いをみながら，弱い収縮時に出現するMUAP波形から順にリストアップする．この際，類似するMUAP波形の発射時刻を調べていく．2つ以上のMUAP波形が重畳した部分では，それまでにリストアップしたMUAP波形を順に差し引いて，誤差が白色雑音になるようにする．この際，すでに出現したMUAP波形のインパルス時間間

5.3 運動単位の分離　97

隔を参考に差し引く候補を決める．また，これまでのMUAP波形とはまったく異なるMUAP波形が出現した場合，これを新たにライブラリに加える．以上のようにして，"本物"のMUAP波形の種類を識別しながら，複合筋電位を分解する．これによって分離できる運動単位数は十数個程度，収縮力は100％MVCまで可能である．このように，複合筋電位をMUAP波形と神経インパルス列のライブラリへと分解するには，生体信号計測の経験や生理的な知識が必要となる．

　さて，運動単位発射テーブルへの分離では針電極を使うことが一般的である．しかし，針電極は一般には簡単ではない．実は，電極間隔を狭くした双極差動導出による表面筋電図でも，ある程度は針電極と同じような波形を計測できる[7]．ただし，皮膚から比較的浅い部分の運動単位の活動が対象である．これが可能となるのは，双極差動導出の電極間隔が**空間フィルタ**の役割をしているからである．つまり，電極間隔を狭くすることでMUAP波形同士が重なり合わないように高周波成分を強調できる．この場合，針電極で計測した波形と似たような信号が得られるので，ある程度，同様な方法で分解できそうである．De Lucaらが使用した4本のワイヤーを入れた針電極と同様な計測ができれば，さらに分解能力を高めることができるであろう．

5.4　スペクトル解析の限界

　表面筋電図のスペクトル解析の目的は何だろう？　実際は，神経生理学的な意味の探求や，動作識別のためのパラメータ抽出などが目的であろう．それでは，目的が決まったとして，さまざまな解析方法のどれをどんな基準で選択したらよいのか？　つまり，スペクトル解析にはさまざまな方法が開発されてきており，選択する方法によっては，十分な情報が得られなかったり，間違った結果が得られることに注意が必要となる．

　1960年頃に始まった表面筋電図の**パワースペクトル推定法**として，生理学的な研究ではフーリエ変換が用いられ，義手制御での表面筋電図解析ではモデルパラメータからのパワースペクトル推定が行われてきた．フーリエ変換が支持され

るのは，他の方法に比べその理論のわかりやすさにある．一方，モデルパラメータを用いる最大の理由は，時間につれて変化する場面での推定が可能であること，つまり，短時間で周波数成分を推定できること，モデルパラメータを動作識別や制御に使えることなどである．

そのようななか，1990年前後に，時間につれて変化するパワースペクトルを推定するためのさまざまな方法（**時間周波数表現**）が提案され，表面筋電図の動的運動時での解析にも試みられるようになってきた．すなわち，短時間フーリエ変換（Short-Term Fourier Transform：STFT），ウイグナー・ビレ分布（Wigner-Ville：WV），ウエーブレット変換（Wavelet Transform：WT），さらにMatching Pursuit（MP）法などのさまざまな方法が登場した[8]．これらのうちどれを使うかの選択基準は，表面筋電図を利用しようとする目的にかなう結果をわかりやすく示してくれるかどうかという点である．

注目すべきは，このようにいろいろな方法がMathematica（http://www.wolfram.com）やMATLAB（http://www.mathworks.com）などの市販のソフトウェア，さらに方法を提案している研究者のウェブサイトから入手できることである．手軽であるがゆえに，利用した解析法が目的とする対象をうまく表現しているのか否か，常に注意しなければならない．

図5.2はスキー運動時のターンを行っているときの表面筋電図（前脛骨筋）をSTFT, WT, MPで解析したものである．すべて，横軸を時間，縦軸を周波数とした時間周波数表現である．なお，このターンは滑走開始後約60秒後で計測したもので，大体このあたりで筋疲労によるきつさが自覚され，転倒しやすくなる．時間周波数表現によれば，紡錘状の筋活動の前半と後半とで周波数成分に違いがみられ，STFT法に比べてMP法ではこの特徴が顕著である．これは，何を意味しているのであろうか？　"本物"の運動単位の活動と関係はあるのだろうか？

たとえば，Boxtelら[9]は，表面筋電図のフーリエ変換によって推定されるパワースペクトルの概形はMUAP波形によって決まり，インパルス頻度は低い周波数帯域でわずかにピークがみえる程度であると記述している．しかし，パワースペクトルからインパルス頻度を推定する方式は，あまり期待しない方がよい．そ

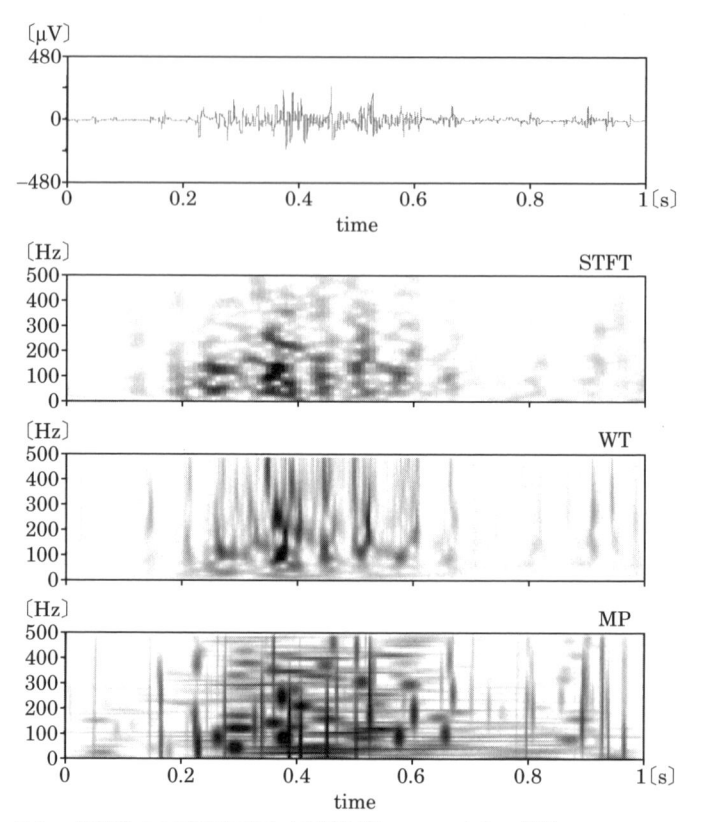

図 5.2 スキー運動時での表面筋電図（前脛骨筋）のスペクトル解析
上段から表面筋電図，STFT, WT, MPでの解析結果．MPによる結果は，STFTとWTによる結果の双方の特徴をもっているようにみえる．なお，このターンは滑走開始後約60秒後で，急斜面の終わりに相当する場所である．転倒はこのあたりで起きることが多い

の理由は，実際には，数多くの筋線維がリクルートメントの順序にしたがって活動し（時間につれて変化している），MUAP波形も1種類ではないからである．また，MUAP波形の形状に大きく影響を与える伝導速度も1種類ではない．このように神経生理学的な仕組みと計測される表面筋電図との関係は，細かい点で複雑である．そこで，これらの制約を取り除く方法として，解剖学的知識と電磁界の電気生理学的知識とを加えて，より精密な表面筋電図シミュレーションモデルで解析を進めようとする研究がある[10]．

現在，高性能なPCの登場によって，表面筋電図シミュレーションの流れは加速しそうな気配がある．その根底には，表面筋電位に影響を与える要因が出そろってきており，それらの要因が評価指標にどの程度影響を与えているのかを，シミュレーションですばやく予測したい願望があるのだろう．たとえば，2000年6月に札幌で開催された電気生理運動学の国際会議ISEK 2000の会場で配布されたSENIAM ProjectのCD-ROMには，ヨーロッパ各国の研究者が持ち寄った表面筋電図シミュレーションプログラムが収められていた．ただし，表面筋電図シミュレーションはあくまでも神経インパルスから表面筋電位までの観測プロセスを真似ているだけであって，たとえば，運動単位の数や発射テーブルなど実際の運動時の生理データを入れないと"本物"に近づけない．

5.5　筋張力の減少と筋疲労との区別

表面筋電図に，研究者が最初に期待したものは，筋張力の推定である．すでに1950年代，IEMG（あるいはiEMG）を評価指標とする筋張力の推定が始まり，その後，いくつかの評価指標と筋張力との関係が調べられた．その結果，筋張力の発現が，主に運動単位リクルートメントで行われるサイズの大きな筋ほど，筋張力とRMSとの間の線形性がくずれることがわかった[11]．一方，筋疲労を表面筋電図から探ろうとする試みは，1960年代に始まる．幸いなことに，表面筋電位のパワースペクトルは筋疲労につれて低域周波数にその成分が集中する特徴があり，多くの研究者がそのことを報告してきた．しかも，筋疲労しやすい筋線維は浅層にあり，表面電極でとらえることが容易であった．筋疲労時では，活動しているMUAP波形の形状（振幅や持続時間など）は，時間につれてさまざまな影響を受けて変化する（図1.6参照）．特に等尺性の一定随意収縮では，MUAP波形の持続時間が長くなる現象が簡単に計測できる．持続時間が長くなることが，表面筋電図のパワースペクトルを低域周波数にシフトさせるといわれている．しかし，筋疲労による周波数の低下は，活動する運動単位数の減少でもある．ここで，個々のMUAP波形には違いがあるため，運動単位数の減少もパワースペク

(a) 故意に筋張力を減少させる場合

(b) 筋疲労による場合

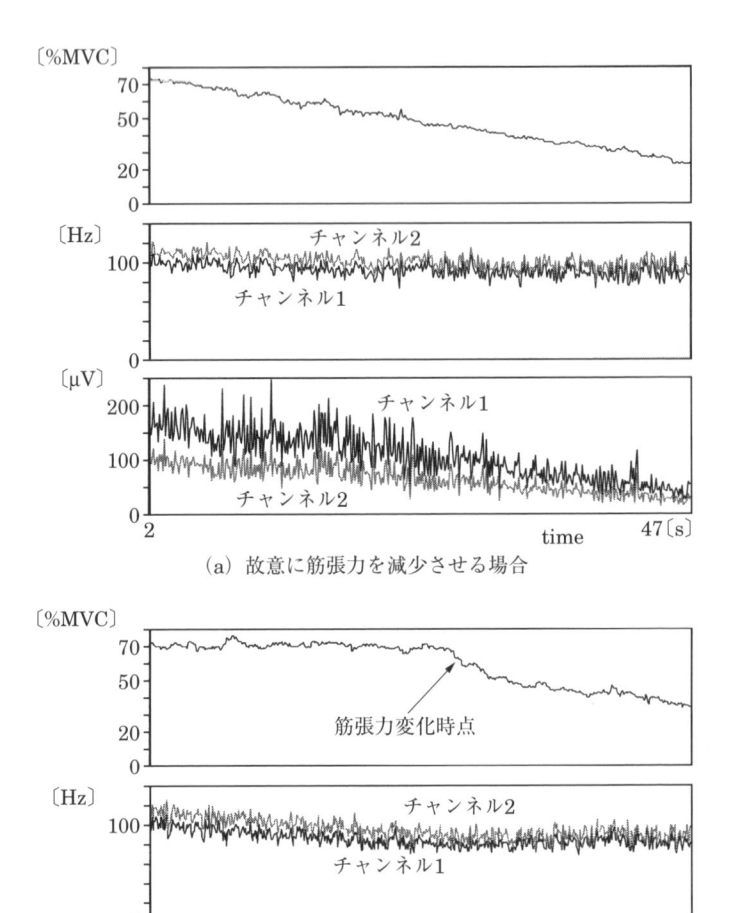

図 5.3 筋張力の低下をもたらす要因の識別
上段より，最大随意収縮の割合で表示した筋張力，MNF，ARV．筋張力変化時点以後のMNF，ARVの変化の様子はよく似ている

トルに影響を与えることになる．これらのことを考えると，筋疲労時では，パワースペクトルが低域に集中すると記述しておいた方がよさそうである．

　ところで，活動する運動単位数の減少は，筋疲労ではなくても意図的に力を減少させた場合でも同じである．故意に筋張力を減少させる場合と，筋疲労による筋張力の低下では，評価指標に違いはみられるのであろうか？　実際には，表面筋電図の振幅値情報（ARV，RMSなど）や周波数情報（MDF，MNF）には際立った違いがみられない（図5.3）．この識別に，2チャンネルの表面筋電図を主成分分析する方法が有効であると報告されている[12]．すなわち，表面筋電図のARVとMNFを求め，2チャンネル2種類の時系列から一定区間長ごとに主成分分析を行って，固有値時系列を比較する方法である．主成分が筋活動にかかわる生理的変化を直接的に表すわけではないだろうが，多次元評価指標に含まれている相関性の強い情報を整理し，単独の評価指標では見出せない特徴の違いを探る方法として，今後も検討していく必要があろう．さらに，主成分分析を拡張した独立成分分析も注目されている．これらは，周波数分析とは異なるアプローチで観測信号をその構成要素である主要成分へと分解する方法として魅力的である．

5.6　表面筋電図は万能ではない

　最後に，表面筋電図が万能ではない，すなわち，いくつかのものは他の方法でも推定できることを示すことによって，表面筋電図の得意とする対象を明らかにしておきたい．

　運動単位発射テーブルに関しては，1980年頃から報告が多くなってきている筋音[13]が対抗馬である．筋電図とは異なり，筋線維の収縮に伴う振動をマイクロフォンや加速度センサーでとらえたものが**筋音図**である．振動の伝わり方は，筋電位の電磁界の伝わり方と異なる．また，速筋線維や遅筋線維といった筋線維の種類によって振動の仕方が異なる．この特性が，運動単位のリクルートメントや筋疲労と関係があるのではないかといわれている．

　他の筋疲労評価法[14]については，近赤外光がよく知られている．近赤外光オキ

シメータは，非観血的に動脈血中の酸素飽和度を計測する．なお，筋の生理機能的な変化ではなく，バイオメカニクス的な変化として，筋そのものの振えや筋の機械インピーダンスを計る方法もある．これらは，手軽さの点では筋電図と同様であろう．

以上，2つの例を挙げたが，まだまだほかにもある．筋疲労を調べようとする方法は実用性，有効性，精度などの観点から，対象とする課題へどれが適用できるかを調べておく必要がある．

表面筋電図は万能ではないが，最も手軽に計測できて，さまざまな情報を含んだ生体信号である．特に，筋を特定する場合は神経インパルス，筋張力，筋疲労に関連した情報，動作時の複数の筋を対象とする場合は動作への筋ごとの寄与（筋張力，筋疲労に関連した情報）を明らかにすることを得意とする．

5.7　まとめ

ダイナミックな運動時の複雑な生体機能の変化を表面筋電図から検討することは，バイオメカニズム，生理学，生体工学，リハビリテーション工学，体育・スポーツ科学，さらにバーチャルリアリティなど幅広い分野に役立つ．発生メカニズムは異なるが，表面筋電位は音声や脳波と似ている．そのため，音声や脳波解析で導入されたいろいろな生体信号処理技術が応用されてきた．当然ではあるが，表面筋電図の信号処理では，神経筋活動であることをしっかりとわきまえた解析・解釈が必要である．生体信号処理による解析結果を議論する際には，生理的要因が結果に影響を与えている証拠を，利用した解析法とは別に押さえておく必要がある．たとえば，第1章の図1.6などを場面場面に応じて作成しながら，結果を検討していくことを勧める．

ここまで読み終えた読者にとって，表面筋電図は心電図同様に生体機能を探るツールとして使えそうに思われたことであろう．このツールを活かして次のステップへと考えをめぐらしてほしい．たとえば，運動そのものについては筋活動だけにこだわるべきではなく，脳を意識した解析が今後は必要であろう．脳は運動

指令を出すだけでなく，運動に対する生体機能の調節（自律神経活動から動機づけまで）にさまざまなレベルで関与している．

参考文献
1) 金子秀和，木竜徹，牧野秀夫ほか：表面筋電図に混入するアーチファクトの一除去法，電子情報通信学会論文誌，J71-D(8), 1832-1838（1989）
2) Kaneko H, Kiryu T, Saitoh Y: Compensation for the distortion of bipolar surface EMG signals caused by innervation zone movement, IEICE Trans Inf Syst, E79-D(4), 373-381（1996）
3) Graupe G, Cline W: Functional separation of EMG signals via ARMA identification methods for prosthesis control purposes, IEEE Trans Syst Man Cybern, SMC-5, 252-259（1975）
4) 山田雅史，丹羽信善，内山明彦：筋電の周波数成分と振幅成分を用いた義手制御，医用電子と生体工学，18(2), 133-138（1980）
5) 小池康晴，川人光男：表面筋電信号を入力とするダイナミクスモデルを用いたヒューマン・インターフェース，電子情報通信学会論文誌，J79-A(2), 363-370（1996）
6) LeFever R, De Luca CJ: A procedure for decomposing the myoelectric signal into its constituent action potentials part I: Technique, theory, and implementation, IEEE Trans Biomed Eng, BME-29, 149-157（1982）
7) Reucher H, Rau G, Silny J: Spatial filtering of noninvasive multielectrode EMG: Part I-Introduction to measuring technique and applications, IEEE Trans Biomed Eng, BME-34, 98-105（1987）
8) 木竜徹：生体信号のDecomposition，第14回 生体・生理工学シンポジウム論文集，神戸，3-7（1999）
9) Boxtel AV, Schomaker LRB: Motor unit firing rate during static contraction indicated by the surface EMG power spectrum, IEEE Trans Biomed Eng, BME-30, 601-609（1983）
10) Nandedkar S, Stalberg E, Sanders D: Simulation techniques in electromyography, IEEE Trans Biomed Eng, BME-32, 775-785（1985）
11) Basmajian JV, De Luca CJ: Muscles Alive: Their Functions Revealed by Electromyography(5th ed.), Williams & Wilkins, Chapter 7（1985）
12) 中村享弥，金子秀和，木竜徹，鈴木慎也，斉藤義明：Karhunen-Loeve展開を用いた筋活動状態評価法へのMotor Unit発火パターンの影響，電子情報通信学会論文

誌，J85-D-II, 523-532（2002）
13) 赤滝久美，三田勝己： 筋音による筋収縮過程の推定，日本ME学会雑誌，BME 8(11), 30-38（1994）
14) 浜岡隆文，岩根久夫：近赤外光を用いた運動中の筋組織の酸素動態，日本ME学会雑誌，特集　運動時の代謝量の測定，BME 8(11), 22-29（1994）

第6章
開発の動向

　表面筋電図の応用が広がりをみせてきている．2002年にウィーンで開催されたISEK (International Society of Electrophysiology and Kinesiology)[1] 国際会議では，プレシンポジウムとしてヨーロッパで約10年をかけて実施した研究開発プロジェクト（SENIAM Project）の成果が紹介された．その場で感じたことは，表面筋電図をより多くの研究者が活用できるように底上げを図る活動であり，また，実際の製品化に向けた積極的な取り組みであった．後述するように，SENIAMプロジェクトは，その後2000年から開始されたNEWプロジェクトとして引き継がれて発展している．

　ISEK国際会議は2004年にボストンで開催され，2006年にはトリノで開催される．ここでは，表面筋電図を巡ってどのような流れが起きているか，ヨーロッパ，アメリカ，日本における最近の状況について説明する．アメリカからは，表面筋電図を応用したさまざまな研究を進めているボストン大学の神経筋研究センターで取り組んでいる研究を紹介する．日本については，表面筋電図に限定したものではないが，経済産業省が主導して実施した人間感覚計測応用技術プロジェクトについて説明する．これらは手に入れることができた範囲の情報ではあるが，筋電図を巡ってどのような流れが起きているかを感じ取ることができると思う．

6.1 プロジェクト研究

1 SENIAM プロジェクト

　SENIAM (Surface EMG for Non-Invasive Assessment of Muscles) プロジェクト[2]は，ECにおけるBIOMED IIプログラムのなかでの大きな活動の1つとして行われた．その目的は，ヨーロッパの基準として表面筋電図に関する基礎研究と実用化研究を統合し，ヨーロッパでの共同研究を確立するために，データや臨床経験を交換する際に妨げとなっている問題点を解決することにあった．トピックは，以下の3項目からなる．
　① 電極と電極位置決めの手順
　② 表面筋電図の信号処理
　③ 表面筋電図のモデリング
表6.1はプロジェクトに参加した16の研究グループである．
プロジェクト成果として，
　① 電極と電極位置決めの手順に対する勧告
　② 表面筋電図の計測と処理に対する勧告
　③ 4種類の表面筋電図のモデリング
　④ 17種類の表面筋電位テスト信号
　⑤ 8つの表面筋電図関連の配布物あるいは本，そしてCD-ROM
を世に送り出した．

　このプロジェクトが成功した理由は，参加グループの問題意識の高さ，合意事項作りへの徹底したプロセスにある．たとえば，電極と電極位置決めの手順に対する勧告の作成では，最初にヨーロッパ諸国の研究室で実際に使われている電極や電極配置を調査するためにSENIAMパートナーへ質問状を送り，ヨーロッパの研究者による140もの出版物を調べることから始まった．
　調査結果はトリノでのワークショップの間に発表され，SENIAM 1(1996)としてワークショップの論文集に掲載された．調査によれば，非常に広範囲の表面

筋電図の応用，装置，計測や処理の方法がみられ，多くの場合，著者らが表面筋電図の記録結果を報告する方法があいまいであった．その翌年，Enschede（オランダ）のワークショップで，表面筋電位の特性に関連する電極や電極配置に関する議論をまとめることに成功し，成果はSENIAM 5(1997)として出版された．

このワークショップでは，電極や電極配置と表面筋電位の特性に関連する関係が2次元の表でまとめられた．なお，電極と電極配置手順に関するヨーロッパの勧告は論文集8（表面筋電図に関するヨーロッパでの勧告：SENIAM 8(1999)）[3]とSENIAM CD-ROM（SENIAM 9(1999)）に含まれている．2つの論文集には表面筋電位の導出に用いる電極への勧告，個々の筋への表面筋電図電極の配置に関する勧告，さらに表面電極の配置手順への勧告を含んでいる．

表面筋電図の信号処理，表面筋電図のモデリングに関しても同じような手順で合意が形成され，最終的な成果はSENIAM 8とSENIAM CD-ROMに含まれている．特に，SENIAM CD-ROMには勧告だけでなくモデルプログラムやテスト

表6.1　SENIAMの参加研究グループ

The European project: Surface EMG for Non-Invasive Assessment of Muscles.
Project Co-ordination
Dr.ir.H.J.Hermens and ir.B.Freriks-Enschede, the Netherlands
Project Management Group
1. Prof. R. Merletti – Torino, Italy
2. Prof. dr. G. Rau and Dr. C. Disselhorst-Klug – Aahen, Germany
3. Dr. G. M. Hagg – Solna, Sweden
4. Prof. dr. ir. D.F. Stegeman – Nijmegen, the Netherlands
Other partners
1. Prof. dr. ir. A.S. Spaepen – Leuven, Belgium
2. Prof. P.V. Komi　Jyvaskyla, Finland
3. Prof. H. Rix – Nice, France
4. Prof. dr. W. Winkelmann – Munster, Germany
5. Prof. dr. A. Luttmann and Prof. Dr. W. Laurig – Dortmund, Germany
6. Prof. G. Comi – Milano, Italy
7. Dr. G. Anogianakis – Thessaloniki, Greece
8. Dr. C. Frigo – Milano, Ilaly
9. Dr. U. Dimanico – Torino, Italy
10. Dr. W. Wallinaga-de Jonge – Enschede, the Netherlands
11. Dr. Y. Blanc – Geneva, Switzerland

信号が掲載されており，実際にデータを処理することで研究者が内容を理解できるようになっている．モデルプログラムに関しては，評価と検定のために，すべてのモデル（そしてユーザーマニュアルも）を収集し，精度，使用勝手，バグ，資料（モデルに関する記述とユーザーマニュアル）に関して調べた後，開発者の合意の得られた4つのモデルがSENIAM CD-ROMに掲載された．なお，これらの配布物はSENIAMパートナーやSENIAMクラブメンバーに配布されており，プロジェクトの事務局で入手できる．

2　NEW プロジェクト

　NEW（Neuromuscular assessment in the Elderly Worker）プロジェクト[4]は2001年に開始されたプロジェクトで，表6.2の研究グループからなる．取り組んでいる課題は，高齢者における就労に関連した神経筋の障害を特定したり，モニターすることで，

① 最も傷つきやすい人々に最大限の保護を与えることで影響を抑える
② 神経筋の加齢と就労条件との関係を特定する
③ 神経筋系の状態を評価したり，休息が十分でなかったり，慢性疲労に陥ろうとする際に警告を与える方法を開発する

ことにある．

　そこで，NEWプロジェクトでは，就労関連の神経筋障害の診断のためだけでなく，注目しているメカニズムをよりよく理解するため，就労環境で高齢者の機能評価を無侵襲に行える道具として，表面筋電図の開発に重点を置いている．

　人間工学と産業医学に応用するには，信頼性が高く，ウェアラブルで心地よく，すなわち就労環境でも使える装置や電極を用いて，表面筋電図から最大限の情報を手に入れることが必要である．NEWプロジェクトでは，これらの点に大きな努力を注いでおり，開発された技術の実際的な活用は国際的に評価されている．その結果，得られた知識の最初の応用例として，バイオフィードバックの新たなアプローチが，就労環境に依存した障害をもつ人々の治療のために開発された．

表6.2 NEWプロジェクトの参加研究グループ

The European project: Neuromuscular assessment in the elderly worker.
Partners
1. Laboratory for Engineering of the Neuromuscular System, Politecnico di Torino, Italy (coordinator)
2. National Institute for the Elderly, Firenze, Italy
3. Ecole Centrale de Nantes, France
4. Helmholtz Institute for Biomedical Engineering, Aachen, Germany
5. Sirio Automazione, Torino, Italy
6. Roessingh Research and Development, Enschede, the Netherlands
7. National Institute for Working Life, Goteborg, Sweden
8. Institute of Hygiene and Applied Physiology, ETH, Zurich, Switzerland
9. University of Brescia, Brescia, Italy
10. National Institute for Occupational Health, Copenhagen, Denmark
11. Faculty of Computer Science, University of Maribor, Slovenia

プロジェクトは以下のパッケージで構成されている．
① 仕事や評価指標の選択の定義，アンケートやプロトコルの定義，研究に適した筋の選択と被験者の選択
② 筋電図や筋音図のためのセンサーの開発
③ 計測装置とソフトウェアの開発，計量，最適化，そして既存のシステムのアップグレード
④ 研究室内やフィールドでの計測，データ収集
⑤ データ処理
⑥ 筋電図や筋音図における新たな信号処理に基づく情報抽出システムの開発
⑦ 信号の解釈，エルゴノミストや作業による健康指導専門家に対する教育，さらに普及と報告のためのツールの開発
⑧ 家庭や作業環境での既存の遠隔医療と遠隔診断システムとの融合

技術的な成果はMedical & Biological Engineering & Computingの特集号(July 2004)[5]に掲載されている．また，臨床上の成果はEuropean Journal of Applied Physiologyの特集号に掲載されるとのことである．プロジェクトの工学的な成果は，表面筋電図から重要な生理学的情報を抽出できる可能性を示し，身体に障害を引き起こす可能性のある筋活動パターンを無侵襲な方法でみつけ出す手助けとなっている．これらは，SENIAMなどで初めて開発されたものである．

NEWプロジェクトは同時に無侵襲で筋の特性をさぐる新たな道具を臨床研究者に使えるようにしている．これは，産業衛生分野を超えた幅広い分野，たとえば，神経学，リハビリテーション，体育・スポーツ科学，そして注目する神経筋機構の無侵襲研究を必要とする分野を含んでいる．プロジェクトで開発されたハードウェアやソフトウェアは神経筋のパフォーマンスの定量的指標を提供し，さらに，ヨーロッパ宇宙機構の支援のもとで進められているMESMプロジェクトのなかで無重力が骨格筋に与える影響に関する研究に応用されている．特定の応用に合うように調整すれば，これらの装置や技術はフィールドだけでなく研究室でも使えると考えられ，エルゴノミクスや産業衛生の分野で潜在的なヨーロッパの市場があることを示してきた．フィールド試験は引き続き実施されているが，臨床，運動生理学者，理学療法士，労働環境における作業と神経筋系の条件の関係，運動リハビリテーションでの治療と神経筋の回復との関係，スポーツ医学や運動学における訓練と筋のパフォーマンスや制御との関係をモニターするために，これらのルーチンの正しい使い方を教える必要がまだあるとされている．

3 ボストン大学神経筋研究センター

ボストン大学神経筋研究センター(NeuroMuscular Research Center：NMRC)[6]は表面筋電図の研究では世界的なセンターの1つである．これまでにも，筋活動の発射パターンを求める手法（Precision Decomposition System）や腰痛（low back pain）を評価する装置を開発している．そこで，アメリカにおける表面筋電図関係の研究開発事例として，NMRCにおける最近の研究を紹介する．

最初に，第2世代のPrecision Decomposition Systemがある．計測した筋電位信号をその成分とする運動単位活動電位（個々の運動単位の発射に相当する）に分解する新しい自動システムを開発している[7,8]．新たなPrecision Decomposition System IIは過去のシステムの制約を乗り越えるものであり，臨床の場面で役立つものとしている．システムはパネルPC（図6.1）とそれに接続されたラップトップPCから構成されている．パネルPCはデータ収集装置とソフトウェアから

なる．ラップトップPCは活動電位分解のためのアルゴリズムを含む．筋電位信号は，小型の前処理ユニットを通じて，接続された針電極で計測される．この際，シームレスなデータ収集や信号処理，そして表示のためのユーザーインタフェースをもつ．活動電位分解アルゴリズムは，IPUSと呼ばれる最近開発された知識ベースの人工知能言語を使って完全に書き直された．新たなシステムの仕様は以下のとおりである．

① 活動電位分解作業に必要とする時間が大幅に短縮された．6～8個の運動単位の系列を含む20秒間の筋電位信号を2～4分で処理する

② 活動電位を自動的に分解する際の精度が65％から97％に向上した．人手による編集を行えば，100％に達する

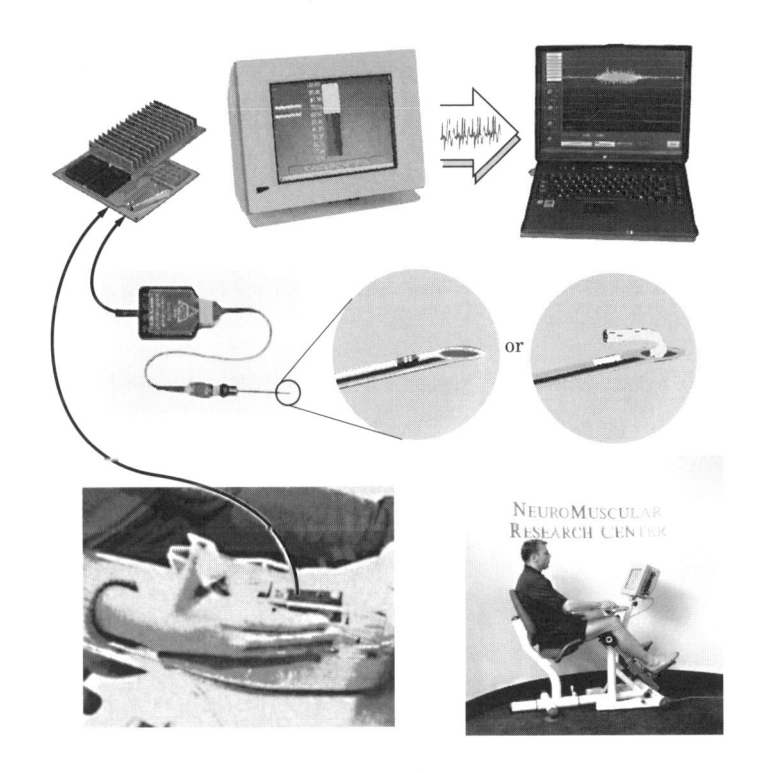

図6.1 ボストン大学神経筋研究センターで開発されたPrecision Decomposition System Ⅱ

6.1 プロジェクト研究

③ 静的運動状態だけでなく，動的運動状態からも信号を分離できる

NMRCでは，この手法を使って，さまざまな運動障害をもつ患者のデータの解析を進めている．

次に，微少重力による運動機能の低下を神経筋のレベルで理解する研究がある．これは，微少重力の影響に対する運動プログラムを設計することが目的である．さらに，微少重力環境に対する地上でのモデルを同定し，検証することにも役立つ．その結果，宇宙空間で試みる前に可能な対策を地上で研究することができるようになる．このプロジェクトの最終目標は微少重力が筋活動制御へ与える影響を理解することにある．その方法として，運動単位の発射活動の調整や関節周りの制御に関与する複数の異なる筋の関係を研究しようとしている．

この研究では針筋電位を第一背側骨間筋と内側広筋から，また，関節まわりの筋群から表面筋電位を計測する．被験者には，PCスクリーンに表示される軌跡を追って筋を収縮するように指示する．針筋電位はPrecision Decomposition Systemで解析する．特に注目しているのは，運動単位の発射頻度やリクルートメントのふるまいの制御に変化が現れないかどうかである．表面筋電図からは，微少重力が関節まわりの筋の制御に与える影響を調べる．これによって，加齢による筋への影響と同じことが微少重力下でも起きているのかどうかを探ろうとしている．

第3に，患者の機能的能力を，簡単に，そして自動的に家庭でもモニターできるようにする手法の開発を行っている[9]．機能的能力の評価は，支援サービスや長期にわたるケアで必要なものを決定することに使える．運動能力の定量的かつ客観的数値は，現在，リハビリテーションで主流の自己申告にたよる機能的な器具を検証することにも役立つ．いろいろな種類の活動モニターが市場にはあるが，ほとんどは一般的な筋活動に限定されている．そこで，筋電図と加速度計を基礎とする機能的活動モニターを開発中である．このシステムで対象としているのは脳血管障害のある患者である．解析では，多層人工ニューラルネットワーク（ANN）による特徴抽出と適応ニューロ・ファジー推論ネットワークを結合して行う．ここでは，アルゴリズムを11種類の機能的筋活動（食事，歩行など）に

適用し，その検証を機能的には異なるが同様な11種類のものと比較した．すべての8チャンネルの節電図データで11種類の機能的筋活動を定義した場合は，98％のデータを識別できた．予備実験ではあるが，節電図だけでなく加速度データを加えたことにより，判別率は有意に増加した．

第4に腰痛の研究がある[10]．背筋の表面筋電図解析（図6.2）は，等尺性収縮時での背筋の筋疲労の考え方を基礎としている．収縮時の表面筋電図の初期でのMDFのふるまいやMDFの減少率は筋の機能と関係がある．しかし，患者では最大随意収縮時の数値は信頼性に欠ける．そこで，背筋を最大下随意収縮でも評価できるようにする新たなパラメータを提案している．これらのパラメータは背筋間で分散する筋への負担を反映するもので，背筋の障害に関する重要な情報を医師に提供する．この情報は，直接，患者の治療法をカスタマイズすることや，リハビリテーションプロセスの異なるフェーズで生じる変化を詳細にモニターすることに役立つ．

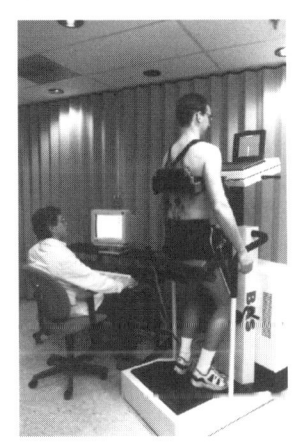

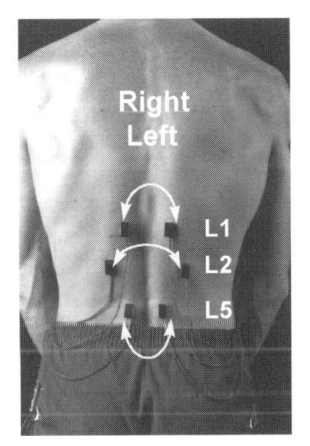

図6.2 表面筋電図を用いた腰痛の解析
（Oddson LI, De Luca CJ: J Appl Physiol, 2003[10] より転載）

4 人間感覚計測応用技術

日本ではSENIAMに相当するような筋電図専門の研究プロジェクトはないが，筋電図を含めた生体計測のプロジェクトとして，経済産業省が主導して1990年

から1998年の8年間にわたって実施した「人間感覚計測応用技術」プロジェクトがある．これは，人間の感性に訴えるような製品開発を促進するために，温熱・光・音などの環境条件や生活関連製品が人間の心身状態に及ぼす生理的影響（ストレスや疲労）を評価する生理指標化技術，環境や製品と人間との適合性を生理量や心理量に基づいて評価する環境・製品適合性指標化技術の開発を目指したものである．家電や住宅関係の企業と産業技術総合研究所（当時は製品科学研究所）が参加して，社団法人人間生活工学研究センター（HQL）[11]がとりまとめ機関となって実施した．

具体的には，脳波の計測によって快適度や覚醒度を定量化したり，近赤外線分光によって疲労度を定量化する技術の開発を行った．筋電図については，筋線維伝導速度の変化から筋の局所的な疲労度を推定することを試みた．しかし，筋線維伝導速度は体温や筋収縮力の影響を大きく受けることが明らかになり，疲労度の影響を抽出するためには，これらの要因を一定にするなどの措置が必要であることがわかった．

このプロジェクトは，終了後に「人間行動適合型生活環境創出システム技術」として受け継がれ，感覚レベルからより複合した行動レベルへの研究開発として展開された．

6.2 計測装置

1 計測のマルチチャンネル化

表面筋電位をマルチチャンネルで計測する技術は，1980年代から報告がある．マルチチャンネルの最近の展開は**フレキシブルアレイ電極**に代表される．図6.3はトリノ工科大学（イタリア）が開発した双極15チャンネル（電極間隔1cm）のフレキシブルアレイ電極である[12]．直径1mmの穴があいており，穴の脇に銀塩化銀のコンタクト部分とリード線がプリント基板の技術で作られている．使用するには，両面テープ状のウレタンフォームでフレキシブル電極を対象とする筋の皮膚表面に貼付し，この穴から電極ペーストを注入する．配置したフレキシブ

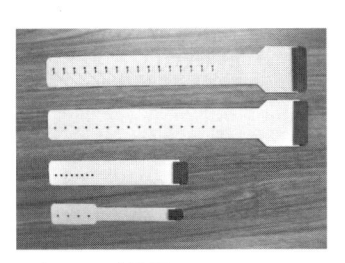

図6.3 フレキシブルアレイ電極
さまざまなサイズ，チャンネル数，電極間隔の電極がある

ル電極を増幅器からのリード線とアダプターを介して結ぶことによって，差動15チャンネルまでの表面筋電位の計測が可能となる．したがって，皮膚表面を伝播する表面筋電位の広がりを計測することを目的とした電極である．なお，ウレタンフォームは，そのつど交換が必要であるが，フレキシブルアレイ電極は約10回使用できる．

フレキシブルアレイ電極とウレタンフォームを用いたことで，さまざまなサイズ，チャンネル数，電極間隔の電極を簡単に作り出すことができる．これによって，対象とする筋ごとに最も適した形状の電極選択が可能となっている．なお，電極そのものには増幅器は埋め込まれていない．生体信号増幅器は15チャンネルまでの同時計測が可能である．実際には，生体信号増幅器からの出力信号をAD変換器でPCへ取り込み，計測条件のコントロール，計測信号のモニター，そしてさまざまな信号処理を行う．用意されている信号処理プログラムには，表面筋電図評価指標としてRMS, ARV, MNF, MDF, 伝導速度を推定する機能があり，表示方法としてチャンネルごとの時間軸プロットと，指定した時間におけるチャンネルごとの特性値のプロットがある．トリノ工科大学では，さらに，表面電極のプローブに加速度センサーを埋め込むなどして，筋音図も同時計測できるようなタイプを開発している．

産業技術総合研究所（当時は製品科学研究所）で開発した**格子状電極**（図6.4）は，神経支配帯の重要性を最初に明らかにしたことで有名である[13]．電極間隔は5.12mmと狭く，1つのプローブに30×24ピンの電極が並んでいる．これと同

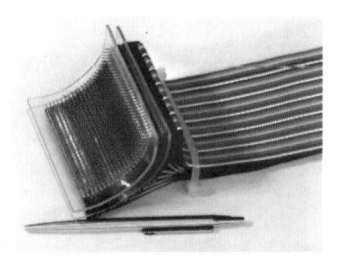

図 6.4　神経支配帯の推定に用いられた格子状電極[13]

様な格子状電極は Helmholtz-Institute Aachen（ドイツ）[14]も開発している．しかし，その目的は異なり，格子状電極によって表面筋電位の伝播を空間差分することで，針電極と同じような情報を得ようとするものである．日本では，大阪電気通信大学のグループがより小型なマルチアレイ能動電極の開発を進めている．

　以上のようにマルチチャンネル計測の目的は，表面筋電位の伝播パターンを探ることにある．さらに，計測ユニットがマルチチャンネル化したことから，容易により多くの部位からより多くの情報を同時に計測できるようになった．今後，表面筋電位にかぎったものではなく，さまざまな生体情報を同時に計測するセンサーが常識となるであろう．

2　計測のウェアラブル化

　ウェアラブル計測への流れは 1990 年代の後半からみられる．ウェアラブルの用語はウェアラブル PC のデモンストレーションによって広まったが，このような概念を最も必要としているのが生体計測の分野である．たとえば，ジョージア工科大学（アメリカ）では Smart Shirt を開発し，ウェアラブル状態で心電図，呼吸，体温などが計測できるシャツを開発した．なお，日本でも通信系グループによる NPO 法人がこの分野の活動を行っている．このように，ウェアラブル計測をデータロガーとしてとらえるならば，生体信号では心電図を中心に多くの計測装置が開発されてきた．ここでは，表面筋電図計測において，腰につけるポーチ程度のサイズで開発が進むシステムの開発事例を紹介する．

　ウェアラブル計測を意識した表面筋電位の計測装置として Delsys（アメリカ）

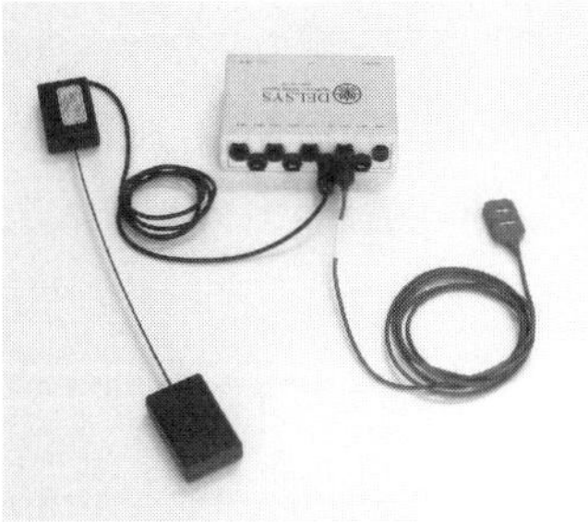

図6.5 DelsysのMyoMonitor（8チャンネルの例）
表面筋電図のほかに関節ゴニオメーターなどのセンサーをつけられる

のMyoMonitorシステムがある（図6.5）[15]．このシステムの特徴は，使い勝手のよいバー状の能動電極と小型ユニットである．1cm間隔のバー状電極で差動接続（2バー）あるいはダブル差動接続（3バー）の計測を行う．電極を皮膚表面に固定するには両面接着シートを使う．したがって，電極本体は使い捨てではない．さらに，電極は能動電極であり，電極から小型ユニットまでのリード線は柔軟性がある．アナログ計測の部分は生体側で閉じており，ウェアラブル状態に近づいている．計測の際には，PCカードのAD変換器とポケットPCを使うことでデジタル化に対応している．しかし，信号処理にはメモリーカード（CFカード）をポケットPCから取り外す必要がある．なお，電極間隔が固定された1チャンネル差動接続による計測が基本であり，事前に，マルチアレイ電極などで皮膚上の最適な貼付位置を決定してからバー電極を使用するとよい．

一方，トリノ工科大学の別のグループでは，さまざまな生体信号を同時計測できる小型ユニット（3TEP32）を開発した[16]．これは，歩行の際の関節角度，足底圧，加速度などと同時に表面筋電図を得ることができる小型ユニットである．プローブはコネクタにセンサーを差し込む形式となっていて，1つのプローブでさまざまなセンサーを交換できる．ただし，表面筋電位にかぎっていえば基本は皿型電極（直径5mm）による1チャンネルの差動接続であり，表面筋電位のマルチチャンネル計測を1つの電極で実現する形式ではない．なお，プローブには1 000〜50 000倍の増幅器が内蔵されている．プローブと小型ユニットはLANケ

ーブルと同じ仕様で接続されており，小型ユニットはまさに生体信号のハブといった感じである．ただし，アナログ計測の部分は生体側だけで閉じていない．この小型ユニットに集約された生体信号はAD変換（16チャンネル，12, 14ビット，サンプリング周波数1 000〜5 000Hz）され，さらに，光ケーブルでPCへと送られていく．したがって，計測中も表面筋電図をモニターできるようにデジタル化への対応がなされているが，PCとユニット間はケーブルで接続されたままである．用意されている信号処理には，さまざまな計測データの時間軸表示，周波数解析がある．

また，大阪電気通信大学は独自に開発した能動電極とUSB接続ユニットを組み合わせた表面筋電位の計測装置の開発を進めている（図6.6）．

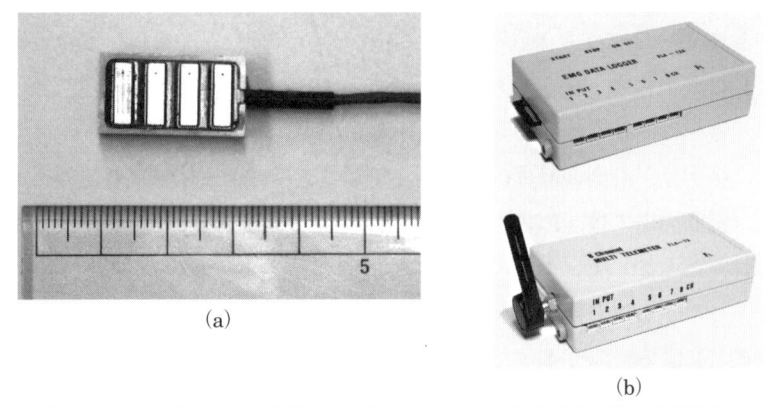

図6.6　能動電極とUSB接続ユニットを組み合わせた表面筋電位の計測装置

ICカードに蓄積する方式は以前からある．TEACは8チャンネルのマルチチャンネル計測の小型データロガー（DR-C2）を市販している．生体信号計測用のプリアンプを外部接続し，PCメモリカードに計測データを蓄積することで，アナログ計測から計測データのデジタル化までを1つのユニットでまかなう．しかし，ICカードを小型データロガーから取り外し，PCに挿入してから計測データを確認する方式であるため，計測中はデータの欠落がないように十分に注意する必要がある．

ここまで紹介したウェアラブル化では，計測ユニットと解析用PCとの間の計測データの取り扱いがネックとなっている．さて，生体情報のウェアラブル計測に関する"Ware it well"の特集号（IEEE EMBS Magazine, Vol. 22, No. 3, 2003）[17]によれば，ウェアラブル計測ユニットとPDAなどの情報端末を用いて，生体情報を無線ITシステムで管理するPersonal Area Networkの研究が進んでいる．つまり，計測データをPCへ転送する部分をリード線やICカードとせずに，無線通信を利用する方式である．データ通信を無線化することで，計測中の信号を離れた場所で観察できることになり，表面筋電位だけでなく計測時のトラブルをモニターできるようになる．表面筋電図計測では，DelsysやNoraxonがこの方式の開発を行っている．DelsysのMyoMonitor Ⅲ（図6.7）では無線通信によって計測中の信号のモニターか，あるいは計測済みデータの転送を行える．PC側には無線LANカードを使う．なお，計測ユニットにはカラー液晶パネルがついているため，MyoMonitor Ⅲ単体でも計測状態をモニターできる．チャンネル数は8ないし16であるため筋電位以外のさまざまな補助入力（ゴニオメータ，力ゲージ，加速度，足スイッチ，心拍数）にも対応し，運動時でのさまざまな生体信号と筋電位との同時計測が十分に可能である．

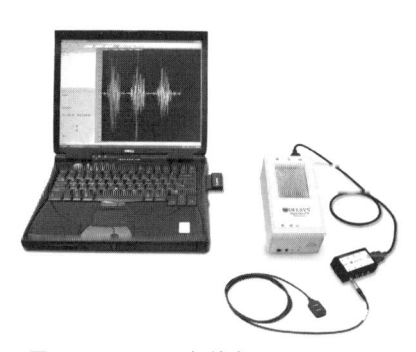

図6.7 Delsysの無線式MyoMonitor Ⅲ

NoraxonのTELEMYO 2400T（図6.8）では，計測中の8チャンネルの信号（筋電位だけでなく，同様に他の信号も計測できるセンサーが用意されている）を無線通信でモニターする[18]．表面電極は，アクティブリードと称する500倍の

プリアンプを内蔵したケーブルで小型送信ユニットに接続される．計測データは，無線LANカードによってPCに直接受信できる．したがって，計測状態はPCでモニターすることとなる．

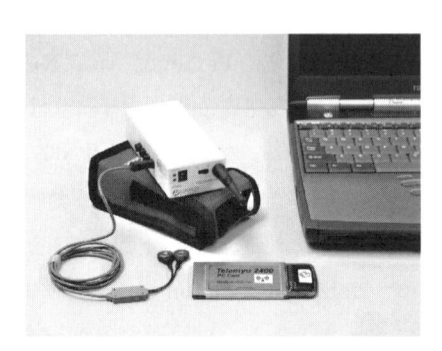

図6.8 Noraxonの無線式TELEMYO 2400T

なお，LabVIEWのPDAモジュールを使うことで，PDAでPCカードのAD変換器が利用できるため，PDAの無線LAN機能と併せて，既存のユニットと組み合わせたウェアラブル計測ユニットを組み上げることもできる（図6.9）．

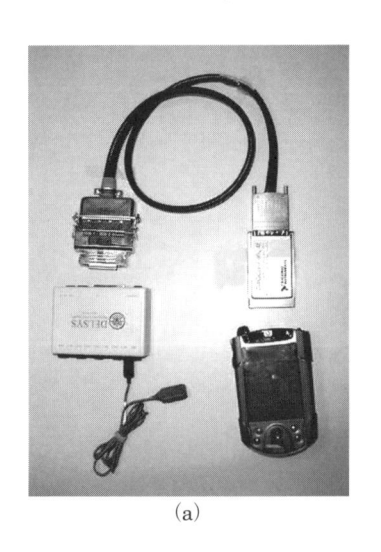

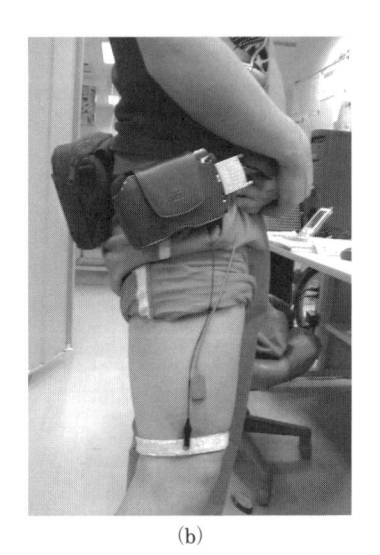

(a)

(b)

図6.9 ユニットとPDAを組み合わせた表面筋電図のウェアラブル計測装置

6.3 最近の信号処理法

　個々の運動単位の発射パターンをとらえる運動単位の分離では，ダイナミックな運動時での計測がむずかしかった．しかし最近では，パターン認識に知識ベースの処理法を導入して，50％MVCを超える高い等尺性の一定随意収縮の場面での解析が可能になった（「6.1プロジェクト研究」参照）．このように，計測技術の進展とあいまって信号処理の恩恵を受ける場面が広がってきている．これは，多くのシステムで，計測データがExcelなどで取り扱える形式で保存できるようになったことと，計測装置に付属するソフトウェア以外にMATLAB[19]，Mathematica[20]，LabVIEW[21]などの汎用のソフトウェアが一般的となったおかげである．

　さて，最近の信号処理技術の高度化，特に時間につれて変化するパワースペクトルを推定するためのさまざまな方法（「5.4スペクトル解析の限界」参照）によって，統計的に定常ではない信号の取り扱いができるようになった．運動時の表面筋電図は，筋活動様式の変化や筋疲労に至る変化が現れ，まさに統計的に定常ではない信号の例である．ここで，ダイナミックな運動といっても，さまざまな運動がある．ジャンプのように強い収縮が1回だけ現れるものもあれば，自転車のように筋収縮と弛緩を繰り返すものもある．これを生理学的な神経筋活動レベルで解析しようとすると，時間につれてさまざまな運動単位がどのように活動し，また，MUAPがどのような影響を受けて変化するかの情報が必要となる（表面筋電図に影響を与える要因に関しては図1.6を参照）．

　一方，実用的な評価指標レベルで解析する場合は，筋活動様式の変化や筋疲労に至る変化を的確に表現してくれるパラメータを推定することになる．このパラメータ推定にダイナミックな運動時での**時間周波数表現**が利用されている．

　通常，時間周波数表現は，周波数成分のパワーの時間軸上での分布である．この時間周波数表現で，あくまでも表面筋電図を周期的な信号で分解しようとする方式が，短時間フーリエ解析（STFT）である．フーリエ変換が意味をもつのは観測信号が定常なときであるから，ダイナミックな運動時での解析では，解析に必要とする時間帯を制限する時間窓を観測信号に施し，この時間窓のなかでは定

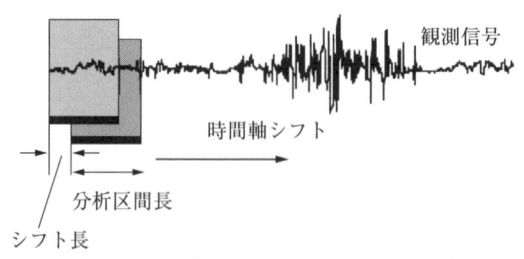

図6.10 窓関数をかけた解析区間（局所定常性を仮定）を時間軸上にシフトしながら解析する STFTや時変性パラメータ推定などで利用される

常と仮定する（局所定常）．そのうえで，時間窓を時間軸上で移動して，時変性信号のスペクトル構造を推定する（図6.10）．なお，表面筋電図の計測モデルをシステム関数で表現する方法でも，時間窓を時間軸上で移動して時変性信号のスペクトル構造を推定できる．この方法では，さらにシステム関数の時変性パラメータを逐次推定する方法もある．1980年代頃からの義手の制御にかかわる表面筋電図を用いた研究では，システム関数の時変パラメータ推定が盛んに行われた．これに対して，エネルギー分布を直接変換することで時間周波数表現を得ようとする方法がある．すなわちウィグナー・ビレ（WV）分布では，時間関数である自己相関関数をフーリエ変換してエネルギー分布の時間周波数表現を得る（図6.11）．

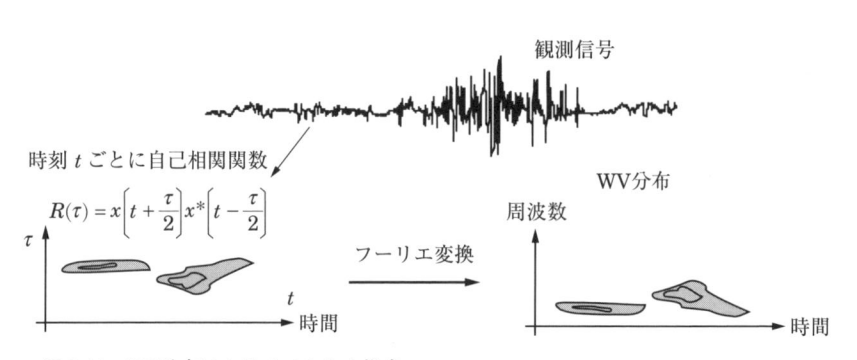

$$R(\tau) = x\left[t + \frac{\tau}{2}\right] x^*\left[t - \frac{\tau}{2}\right]$$

図6.11 WV分布によるスペクトル推定
　　　　特殊な自己相関関数をフーリエ変換してエネルギー分布の時間周波数表現を得る

一方，運動単位の分離のように基本となるMUAP波形を用意し，基本波形を時間伸縮した波形のクラスを時間軸上にシフトして観測信号に似た波形を探し，基本波形の周波数構造の時間分布から時間周波数表現を得ようとする方法が連続ウェーブレット変換（CWT）である（図6.12）．さらに，ウェーブレット変換の基本波形のクラスを拡張したものがMatching Pursuit（MP）法である．MP法は，より生理的な意図を組み入れることのできる展開となっているが，時間周波数表現の推定にかなりの時間を要する．これらの時間周波数表現の比較は図5.2を参照のこと．

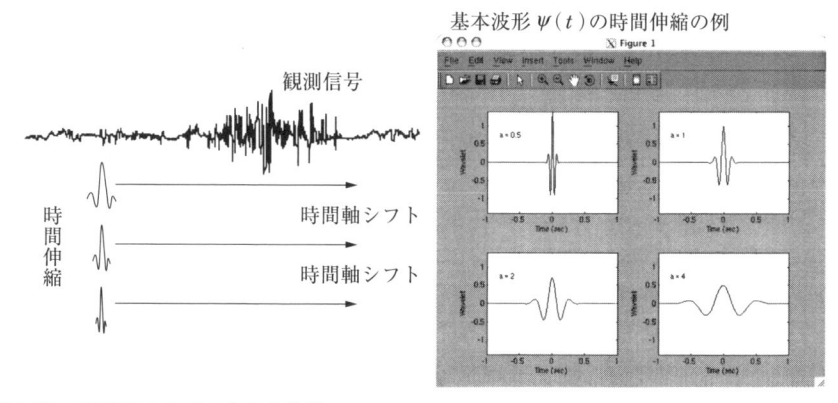

図6.12　CWTによるスペクトル推定
　　　　MUAPのような基本波形を使って時間周波数表現を得る．MP法ではさらに多彩な波形を用意する

6.4　新たな応用

　最近，Rehabilitation EngineeringやNeuroengineeringの用語で代表される新たな流れによって，筋の動きを神経筋制御系の情報源として利用しようとする動きが出てきた．もともと，筋電図は電動義手のコントロール信号として利用されてきたので，それほど驚くことではないが，みずからの動作を伝える直接的な表現方法として注目されてきている．身体の動きを変換するとは，それほどむずかしい話ではなく，ピアノ演奏では指の動作でピアノの鍵盤を通じて脳で描いた音楽のイメージを実際の演奏へと変換している．また，自転車のギアチェンジで

は筋張力の感じ方に応じてギアを手で変化させる．つまり動作を伝えるレバーやボタンが存在している．これに対して，レバーやボタンを介せずに，脳からの司令を筋電図でとらえることで，直接，身振りから音楽を演奏したり，ギアを変えたりしようとする試みが進んでいる．

1　動作情報を使う

　表面筋電図による動作識別は，1970年代から見受けられる．動作識別は，線形処理の範囲でさまざまな方法が義手制御の研究を中心に開発された．1990年頃になると，ANNを利用した運動制御機構の非線形システムの研究が登場し，表面筋電図から取り出した動作情報で，さまざまなロボットを操作したり，音楽を演奏したりといったことが行われるようになってきた．たとえば，東京工業大学ではロボット（AIBO）の動きを身体につけた表面電極で遠隔操作したり，身振り手振りで音楽を演奏したりする試みを行っている（図6.13）[22,23]．ここで，関節角度を推定するには非線形処理が必要となり，ANNが利用されている．なお，ボストンでのISEK国際会議の際にも腕の筋活動で音楽を演奏するデモンストレーションが行われた．

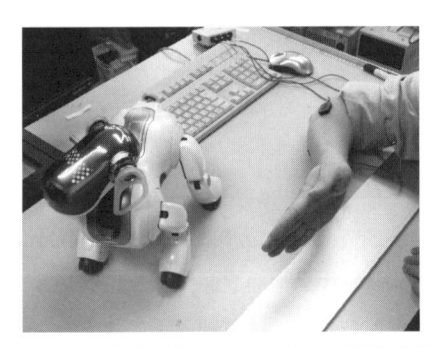

図6.13　表面筋電図によるロボットの遠隔操作

　表面筋電図から取り出した動作情報は，これまでカメラなどで関節部位につけた標点の動きとして光学的に計測されていた身体の動きの情報である．カメラから得る情報が外見の情報とするならば，表面筋電図から得られる情報は力の情報

であり，さらに，内部，すなわち脳からの指令である．その意味で，表面筋電図によって光学式によらない方法で脳からの指令を取り出し，何らかの対象を身体の動きで操作できる方法として注目される．

2 無発声音声認識

表面筋電図を音声認識に応用する研究は，1980年代から行われてきている．主に発話障害者向けに行われてきたが，最近になって幅広い応用を視野に入れた研究がなされてきている．これまでに，いくつかの研究機関がこの方法を発表しているが，基本的には筋電図から得られる情報を音声に対応づけるために，ここでもANNによる非線形処理が使われる．**NTT DoCoMo**では，声を出すことなく**音声認識**（無発声音声認識）を行うために，**指輪型表面電極**を使い，顔面の3つの筋へ指をあてることで（図6.14）計測した表面筋電図を用いて，日本語5母音の発話動作を90％以上の精度で認識できると報告している[24,25]．しかし，認識精度も，通常の音声認識が達成しているレベルにはまだ到達していない．

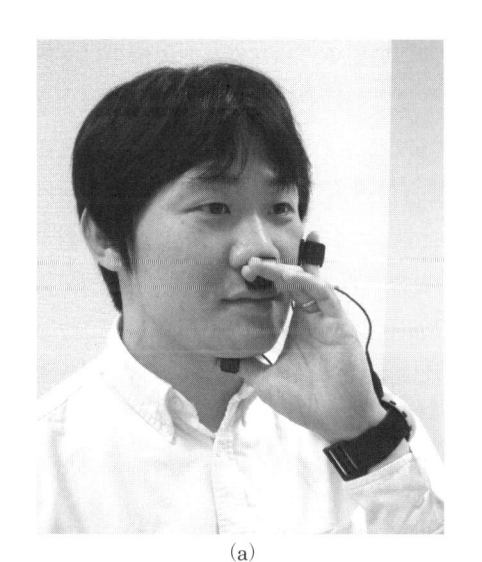

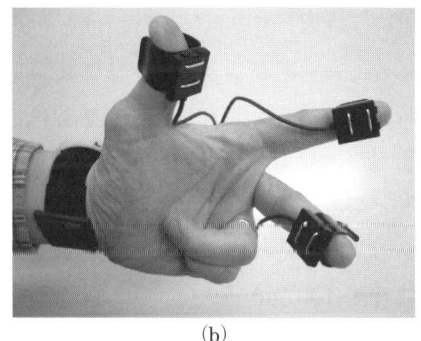

図6.14 表面筋電図による無声音声認識

表面筋電図を用いた音声認識技術は発話障害者向けのコミュニケーションツールだけでなく，雑音環境下での音声認識率の向上にも役立つ．たとえば，音声信号と筋電位信号を用いることにより，雑音環境下における認識精度の劣化を大幅に抑えられることが報告されている．さらに，発話内容の秘匿性を高めることなどへの期待がある．

3 さまざまな時間スケールから運動を探る

マルチチャンネル計測で，表面筋電位を含めたさまざまな生体信号の計測が可能になると，運動を多角的に探ることができるようになる．これまで運動を探るには，バイオメカニクス的に関節を中心とした動きやトルクによる動作の表現，表面筋電図による脳からの神経筋制御系の時間情報や周波数情報，そして，自律神経系，循環器系，エネルギー代謝などの情報が対象となっていた．しかし，これらは別々の計測や解析が行われ，統合した解析は十分ではなかった．その理由の1つが時間スケールの違いとマルチ計測が十分でなかったことによる．

長時間のマルチチャンネル計測が可能となると，運動機能の変化を解釈するための手段として筋電図だけではなく，心電図，関節角，加速度などの情報による総合的な判断ができるようになる．これらを総合的に取り扱うには，さまざまな時間スケールを設定して，階層的に解析する必要がある（図6.15）．第1に表面筋電位の数100msオーダーの変化と対比できるのは，関節角，トルク，加速度などである．一方，エネルギー代謝の場合，数10sにわたる変化を調べる必要がある．たとえば，60rpmのサイクリングの場合，1つのストロークで筋活動の持続時間は約500msであり，この間のダイナミックな神経筋活動を探るには少なくとも数10msの時間変化を識別できなければならない．一方，筋疲労を評価する場合，エネルギー代謝が変化する時間スケールを考慮して，表面筋電図からも数100ms～数10sの区間内で数秒ごとの変化で十分意味のある評価指標を使う必要がある．

表面筋電図は，神経筋系の制御情報とMUAPに影響を与えるエネルギー代謝の情報であるため，運動を統合的に解釈するには十分ではない．今後，計測や処

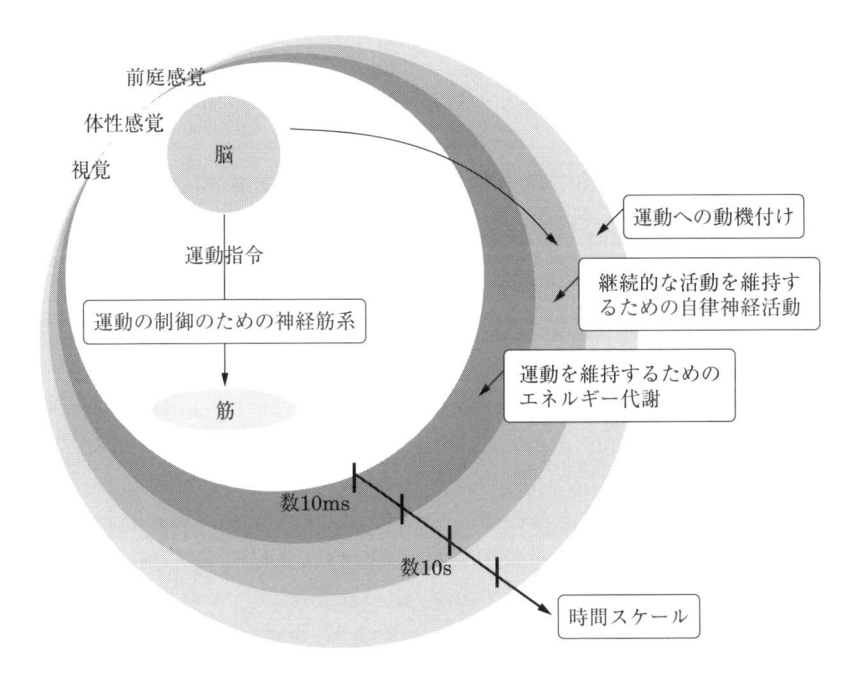

図6.15 運動に関与する要因
脳からの運動指令は筋へ向かい，表面筋電図として計測される．運動の維持には循環器系を制御する自律神経系が関与する．神経筋活動と自律神経活動とでは時間スケールが1000倍も違う．さらに，運動の動機づけがその外側にある

理システムの高性能化によって，さらに心電図から得られる自律神経情報やエネルギー代謝そのものとの統合的な解析が容易にできる時代に入ろうとしている．そこで求められることは，基本的な計測と解析法の導入はもちろんのこと，神経科学や運動生理を考慮した解釈が可能な計測と解析法の開発である．

参考文献

1) ISEK（http://www.isek-online.org）
2) SENIAMプロジェクト（http://www.seniam.org/）
3) Hermens HJ, Freriks B, Merletti R, Stegenman D, Blok J, Rau G, Disselhorst-Klug C, Hagg G: European Recommendations for Surface ElectroMyoGraphy, SENIAM 8, Roessingh Research and Development b. v.（1999）

4) NEWプロジェクト (http://www.lisin.polito.it)
5) Special section: Neuromuscular assessment in the elderly worker, Med Biol Eng Comput, 42, 429-508 (2004)
6) ボストン大学神経筋研究センター (http://nmrc.bu.edu/)
7) Nawab SH, Wotiz R, Hochstein L, De Luca CJ: Next-generation decomposition of multi-channel EMG signals, Proc Ann Int Conf IEEE EMBS, 36-37, Houston, TX, October (2002)
8) Nawab SH, Wotiz R, De Luca CJ: Improved resolution of pulse superpositions in a knowledge-based system for EMG decomposition, Proc 26th Ann Int Conf IEEE EMBS, San Francisco, CA, September (2004)
9) De Luca CJ, Bonato P, Roy SH, Moore J, Vadnais A: EMG-based approach to identifying functional motor activities, Proc XIVth Congress ISEK, Vienna, Austria, June (2002)
10) Oddsson LI, De Luca CJ: Activation imbalances in lumbar spine muscles in the presence of chronic low back pain, J Appl Physiol 94, 1410-1420 (2003)
11) 人間生活工学研究センター (http://www.hql.or.jp/gpd/jpn/www/)
12) Pozzo M, Bottin A, Ferrabone R, Merletti R: Sixty-four channel wearable acquisition system for long-term surface electromyogram recording with electrode arrays, Med Biol Eng Comput, 42, 455-466 (2004)
13) Masuda T, Sadoyama T: Topographical map of innervation zones within single motor units measured with a grid surface electrode, IEEE Trans Biomed Eng, BME-35, 623-628 (1988)
14) Helmholtz-Institute Aachen, Biophysical Measurement Techniques (http://www.ame.hia.rwth-aachen.de/research/bpmt/indexE.html)
15) Delsys Inc. (http://www.delsys.com)
16) DemItalia s.r.l. (http://www.demitalia.com/demitalia/index.htm)
17) Ware it well, Ed. Bonato P, IEEE Eng Med Biol Mag, 22, 18-132 (2003)
18) Noraxon Inc. (http://www.noraxon.com/)
19) MATLAB (Mathworks Inc.: http://www.mathworks.com/)
20) Mathematica (Wolfram Research Inc.: http://www.wolfram.com/)
21) LabVIEW (National Instruments Corporation: http://www.ni.com/)
22) 辛徳, 嶋田修, 佐藤誠, 小池康晴：筋肉骨格系の数式モデルによる腕のスティフネスの推定, 電子情報通信学会論文誌, J87-D- (9), 1860-1869 (2004)

23) 小池康晴, 広瀬秀顕, 飯島敏夫：筋電信号を用いた腕の運動制御, 日本神経回路学会誌, 10(1), 2-10 (2003)
24) Manabe H, Hiraiwa A, Sugimura T: Unvoiced speech recognition using EMG: Mime Speech Recognition, CHI2003, 794-795 (2003)
25) Manabe H: Evaluations of the ring shaped EMG measurement system, Proc 26th Ann Int Conf IEEE EMBS: 2188-2191 (2004)

第7章
役立つ情報

筋電図を利用したり，筋電図の研究をするために有用と思われる情報を本章にまとめた．まず，本書を執筆する動機の1つであったISEKの筋電位計測の標準を転載して翻訳した．次に，筆者らが関係して明らかにした神経支配帯の分布図を掲載した．

7.1　ISEKのEMG Standards

　ISEKの学術論文誌であるJournal of Electromyography and Kinesiology（JEK）には，毎号の巻末に筋電位の計測結果を報告するうえで考慮すべき点がまとめてある．JEKは，表面筋電図関係の論文が掲載される主要な学術雑誌の1つであり，他の雑誌へ投稿する場合も含めて，この**EMG Standards**をよく理解して論文を作成する必要がある．また，論文作成など研究を目的としない場合でも，このEMG Standardsを参考にして計測を行うことが重要である．
　EMG Standardsに記載してある事項は，あくまで標準的なものであって，周波数帯域など，特別な理由があればEMG Standardsと異なっていても問題はない．しかし，その場合でも，EMG Standardsを押さえたうえで，改善や修正を行うべきであろう．
　EMG Standardsのなかには，フィルタの種類や窓関数など，工学的な内容も含まれていて，医学や体育・スポーツ科学，人間工学などの分野の方には馴染みのない項目があると考えられる．これらの点は，本書のなかで解説したので，参照していただきたい．

International Society of Electrophysiology and Kinesiology Standards for Reporting EMG Data

Electrodes:
Reports on *surface recording* of EMG should include:
 -electrode material (e.g., Ag/AgCl)
 -electrode geometry (discs, bars, rectangular)
 -size (e.g., diameter, radius, width × length)
 -use of gel or paste, alcohol applied to cleanse skin, skin abrasion, shaving of hair, etc.
 -interelectrode distance
 -electrode location, orientation over muscle with respect to tendons, motor point and fibers direction.

Intramuscular wire electrodes should be described by:
 -wire materials (e.g., stainless steel)
 -if single- or multi-strand
 -insulation material
 -length of exposed tip
 -method of insertion (e.g., hypodermic needle)
 -depth of insertion
 -if single or bipolar wire
 -location of insertion in the muscle
 -interelectrode distance
 -type of ground electrode used, location.

Needle electrodes and their application should be described and include material, size of conductive contact points at the tip, depth of insertion and accurate location in the muscle.

Amplification:

Amplifiers should be described by the following:
- if single, differential, double differential, etc.
- input impedance
- Common Mode Rejection Ratio (CMRR)
- signal-to-noise ratio
- actual gain range used.

Filtering of the raw EMG should be specified by:
- low and/or high pass filters
- filter types (e.g., Butterworth, Chebyshev, etc.)
- low and/or high pass cut-off frequencies.

Since the power density spectra of the EMG contains most of its power in the frequency range of 5-500Hz at the extremes, the journal will not accept reports in which surface EMG was filtered above 10Hz as a low cut-off, and below 350Hz as the high cut-off; e. g., 10-350Hz is preferred for *surface* recording. Filtering in the band of 10-150Hz or 50-350Hz, for example, is not acceptable as portions of the signal's power above 150Hz and below 50Hz are eliminated. This should be kept in mind when designing a study's protocol. Exceptions will be made only in rare cases that carry full scientific justification.

Intramuscular recordings should be made with the appropriate increase of the high frequency cut-off to a minimum 450Hz. A bandpass filter of 10-450Hz is therefore required.

Needle recording should have a bandwidth of 10-1,500Hz.

Rectification: A note should be made if full or half-wave rectification was carried out.

EMG Processing: There are several methods of EMG processing. *Smoothing* the signal with a low pass filter of a given time constant (normally 50-250 ms) is best described as "smoothing with a low-pass filter with a time constant of x ms". Alternatively, one can describe it as a "linear envelope" or "the Mean Absolute Value", while giving the time constant type and order of the low-pass filter used.

Also acceptable is determination of the "Root Mean Square" or RMS. Authors should include the time period over which the average RMS was calculated.

Integrated EMG is sometimes reported, but the signal is actually integrated over time, rather than just smoothed. Such procedure allows observation of the accumulated EMG activity over time, and should be presented with information as to whether time or voltage was used to reset the integrator and at what threshold it was reset.

Power Density Spectra presentation of the EMG should include:
 -time epoch used for each calculation segment
 -type of window used prior to taking the Fast Fourier Transform (FFT) (e.g., Hamming, Hanning, Tukey, etc.)
 -taking the algorithm (e.g., FFT)
 -number of zero padding applied in the epoch and the resultant resolution

- equation used to calculate the Median Frequency (MDF), Mean Frequency (MNF), etc.
- the muscle length or fixed joint angle at the time of recording.

Other processing techniques, especially novel techniques, are encouraged if accompanied by full scientific description.

Sampling EMG into the Computer:

Computer processing of the EMG is encouraged if authors observe these important factors:

1. It is advisable that the raw EMG (e.g., after differential amplification and bandpass filtering) be stored in the computer before further analysis in case modification of the protocol is required in the future. In this case, the minimal acceptable sampling rate is at least twice the highest frequency cut-off of the bandpass filter, e.g., if a bandpass filter of 10-350Hz was used, the minimal sampling rate employed to store the signal in the computer should be 700Hz (350 × 2), and *preferably higher* to improve accuracy and resolution. Sampling rates below twice the highest frequency cut-off will not be accepted.

2. If smoothing with a low-pass filter was performed with hardware prior to sampling and storing data in the computer, the sampling rate could be drastically reduced. Rates of 50-100Hz are sufficient to introduce smoothed EMG into the computer.

3. It is also advisable that authors consider recording the raw EMG (prior to bandpass filtering) in the computer; in such cases a sampling rate of 2500Hz or above could be used. Yet, to avoid aliasing of high-frequency noise, bandpass filtering (written in software) in the range prescribed above should

be performed prior to any further processing of the signal. This approach allows authors to perform EMG recording with minimal hardware and maximal flexibility. Yet, it may be at the expense of computer memory space and speed.

4. Number of bits, model, manufacturer of A/D card used to sample data into the computer should be given.

Normalization: In investigations where the force/torque was correlated to the EMG, it is common to normalize the force/torque and its respective EMG, relative to the values at maximal voluntary contraction (MVC). Authors should be aware that obtaining true MVC from subjects requires some preliminary training. Without training, the MVC could be as much as 20-40% less of that obtained after appropriate training. The journal, therefore, will not accept reports in which subjects were not properly trained to elicit true MVC.

Normalizing the force/torque with respect to its MVC value is commonly performed with MVC as 100% of force/torque, and other force levels are expressed as the appropriate percentage of MVC. Similarly, the EMG associated with 100% MVC is designated as 100%. Both force/torque and EMG normalization should include other relevant information such as joint angle(s) and/or muscle length(s) in isometric contractions, and range of joint angle, muscle length, velocity of shortening/elongation, and load applied for non-isometric contractions.

Normalization of data collected from one experimental condition with respect to other contractile conditions can be performed for comparative purposes and will be accepted by the journal only if full description is given.

In sum, the following information should be provided when normalizing data:
-how subjects were trained to obtain MVC
-joint angle and/or muscle
-angles of adjoining joint, e.g., for studies on elbow flexion, the position of the wrist and shoulder joints should be provided
-rate of rise of force
-velocity of shortening/elongation
-changes in muscle length
-ranges of joint angle/muscle length in non-isometric contraction
-load applied in non-isometric contractions.

EMG Crosstalk:

Authors should demonstrate that significant effort was made to determine that EMG crosstalk from muscles near the muscle of interest did not contaminate the recorded signal. Selecting the appropriate electrode size, interelectrode distance and location of recordings over the muscle should be carefully planned, especially when working on area where many narrow muscle are tightly gathered (e.g., forearm), or when working with superficial/thin muscles (e.g., trapezius). The work of Winter et al.[3] and Fuglevand et al.[1] should be consulted if doubts exist. Care also should be employed when recording surface EMG from areas with subcutaneous adipose tissue as it is known that adipose tissue enhances crosstalk[2].

筋電図データを報告するための標準

電極：

表面筋電図の報告には以下の点を記すこと：
 電極素材（例，銀／塩化銀）
 電極形状（円型，棒型，四角型）
 大きさ（例，直径，半径，幅×長さ）
 電極ペーストの使用，皮膚清浄用アルコール，角質除去，体毛除去など
 電極間隔
 腱，運動点，筋線維走行に対する電極の位置および方向

筋内ワイヤー電極に関しては以下の点を記すこと：
 ワイヤー素材（例，ステンレス）
 単一撚りあるいは多重撚り
 絶縁素材
 先端露出部の長さ
 挿入方法（例，皮下注射針）
 挿入深さ
 単極，双極の別
 筋への挿入位置
 電極間距離
 不関電極の種類，位置

針電極とその適用については，材質，先端接触部の大きさ，挿入深さ，筋内の正確な位置について記載すること．

増幅：
　増幅器については以下の点を記すこと：
　　単極，差動，二重差動などの別
　　入力インピーダンス
　　同相除去比（CMRR）
　　信号雑音比
　　増幅率の範囲

　原波形のフィルタ処理については以下の点を記すこと：
　　低域，高域通過フィルタ
　　フィルタの種類（例，バターワース，チェビシェフなど）
　　低域，高域遮断周波数

　筋電位信号のパワースペクトル密度は，両端が5～500Hzの周波数範囲にそのほとんどのパワーを有するので，低域遮断周波数が10Hz以上や，高域遮断周波数が350Hz以下の報告は受理しない．表面筋電位については，たとえば10～350Hzの範囲が望ましい．たとえば，10～150Hzや50～350Hzといった周波数範囲のフィルタは信号に含まれる150Hz以上や50Hz以下の成分が除去されているので受け入れられない．実験計画を策定する場合には，以上の点を念頭に置くべきである．この対象外となるのは科学的な正当化がなされたまれな場合のみである．

　筋内記録を行う場合には高域遮断周波数は最低でも450Hzに上げなければならない．したがって，帯域通過フィルタとしては10～450Hzが要求される．

　針電極による記録では10～1500Hzの周波数帯域を含むべきである．

整流化：
　整流化を行う場合には，全波整流か半波整流かを記すこと．

筋電図の処理：

　筋電図の処理にはいくつかの方法がある．一定の時定数（50〜250ms）の低域通過フィルタで信号を平滑化することは，「時定数x〔ms〕の低域通過フィルタで平滑化した」と記述するのがよい．別な言い方として，低域通過フィルタの時定数のタイプや次数を記したうえで，「線形包絡線検出」あるいは「平均絶対値」と記述することもある．

　他に可能な量的表現として，RMSがある．これについても平均RMSを計算した際の時間範囲を記す必要がある．

　積分筋電図が時々報告される．この場合には，信号は一定の時間範囲にわたって（フィルタされたのではなく）積分されたものである．つまり，ある時間範囲にわたって累積した筋活動を観察するものであり，積分器をリセットする際に時間を基準としたのか，電圧を基準としたのか，さらにはリセットの閾値についての情報を示さなければならない．

　　パワー密度スペクトルについては以下の点を記すこと：
　　　　スペクトル計算に用いた時間範囲
　　　　高速フーリエ変換（FFT）を行う前に用いた窓関数の種類（例，ハミング，ハニング，チューキーなど）
　　　　アルゴリズム（例，FFT）
　　　　ゼロ詰めの長さとその結果としての分解能
　　　　中央周波数（MDF），平均周波数（MNF）などを計算した際の数式
　　　　計測時の筋の長さあるいは関節の固定角
　他の処理手法，特に新規な手法については，十分に科学的な記載を行ったうえでのみ推奨される．

筋電図のコンピュータへの取り込み：

　筋電図のコンピュータ処理においては，以下の重要な点を考慮すべきである．

1．将来的に実験手順が修正される可能性がある場合には，信号処理を進める前に（たとえば，増幅ならびに帯域通過フィルタ後の），原波形をコンピュータに保存することを推奨する．この場合には，サンプリング周波数は，最低でも帯域通過フィルタの最高周波数の2倍とすべきである．たとえば，帯域通過フィルタとして10〜350Hzを用いた場合には，コンピュータへ取り込む際の最低サンプリング周波数は700Hz（350×2）になる．さらに精度と解像度を改善するには，これ以上の周波数とすることが望ましい．最高遮断周波数の2倍以下のサンプリング周波数を用いることは，受け入れられない．

2．コンピュータにデータを取り込む前にハードウェアの低域通過フィルタによる平滑化を行った場合には，サンプリング周波数を大幅に低減することができる．平滑化された筋電図をコンピュータに取り込むには50〜100Hzで十分である．

3．また，（帯域通過フィルタをかける前に）原波形をコンピュータに記録することも推奨される．この場合には，2500Hz以上のサンプリング周波数を用いる．しかしながら，さらに信号処理を進める前に，高周波数ノイズのエイリアスを避けるために，上記の周波数範囲について（ソフトウェアで記述した）帯域通過フィルタをかける必要がある．この方法を用いれば，最小限のハードウェアと最大限の柔軟性で筋電位の記録を行うことができる．しかしながら，コンピュータのメモリー空間と処理速度が必要になる．

4．コンピュータへの取り込みに使用したAD変換カードのビット数，モデル，製造者も記すこと．

正規化：

力/トルクと筋電位を関係づける研究においては，最大随意収縮（MVC）時の値を基準として，力/トルクとそれに対応する筋電図を正規化することが普通である．被験者に本来の最大随意収縮を行わせるには予備的な練習が必要であることに注意すべきである．練習なしでは，適切な練習後に比較して20〜40％低い収縮力しか得られない場合もある．本雑誌では，被験者が本来の最大随意収縮力を発揮するように訓練されなかった報告は受けつけない．

最大随意収縮力を基準にして力/トルクを正規化する場合には，最大随意収縮力を100％として用いるのが通常であり，発揮された力のレベルは％MVCで表示される．同様に，筋電位についても100％MVC時の筋電位を100％として示す．力/トルクにしても筋電位にしても，等尺性収縮の場合には関節角度や筋長，非等尺性収縮の場合には関節角度や筋長の範囲，短縮伸張速度，負荷荷重などの関連情報を記すべきである．比較のために，ある実験条件で得られたデータを別の収縮条件に関して正規化することは可能であるが，その場合には詳細を記載する必要がある．

まとめると，データを正規化する場合には以下の情報を記すべきである：
- 最大随意収縮力を得るために被験者をどのように訓練したか
- 関節角度，筋長
- 隣接する関節の角度など，たとえば，肘の屈曲を研究する場合には手首や肩関節の状態も記すべきである
- 力の上昇率
- 短縮伸張速度
- 筋長の変化
- 非等尺性収縮の場合の関節角度や筋長の範囲
- 非等尺性収縮の場合の負荷荷重

クロストーク（混信）：

　記録された信号が対象筋の近傍の筋からのクロストークで汚染されていないことを確認するために努力を払ったことを示すべきである．適切な電極サイズ，電極間距離，筋上の計測位置の選択について注意深く検討する必要がある．特に小さな筋が密集している場所（例，前腕）や，表層の薄い筋（例，僧帽筋）については注意が必要である．疑念がある場合にはWinterら[3]やFuglevandら[1]の仕事を参照する．皮下脂肪組織の多い領域から表面筋電位を導出する場合にも注意が必要である[2]．

7.2　神経支配帯の実際の位置

　筋電図の本のなかには，電極位置を写真や図で示したものも多い．これらでは，これまでの表面筋電図計測の常識に基づいて筋腹に電極を配置するように指示されている．しかしながら，本書で強調しているように，筋腹には神経支配帯が位置している場合があり，神経支配帯を挟んで双極電極を配置すると，振幅や周波数成分に歪みをもたらす可能性がある．

　そこで，これまで筆者らが関係して発表してきた，四肢[4]ならびに体幹[5]の筋の神経支配帯の分布図を掲載した．これらの図は，本書でも解説したように，多点表面電極で筋電位を導出し，筋線維に沿って伝播する筋電位信号の起始点から神経支配帯位置を推定して描いたものである．

　通常の表面筋電図計測では，筋腹に電極を配置するという原則に従って問題はないが，関節角度が変化する場合や，スペクトル解析を行う場合などで，計測結果に予期しない変化が現れた場合には，ここに掲載した神経支配帯の分布図を参照して，電極配置に問題がないかを検討していただきたい．

図7.1　三角筋の神経支配帯[4]

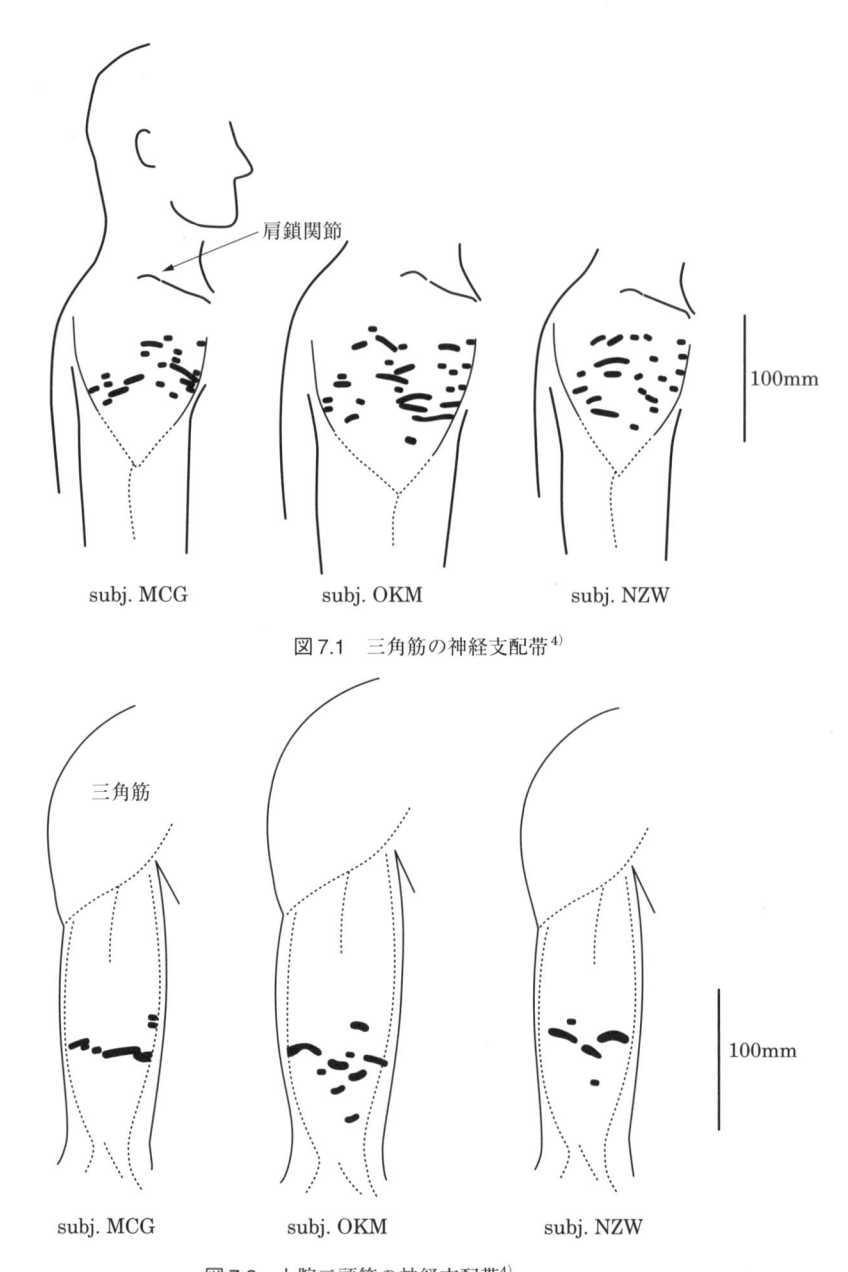

図7.2　上腕二頭筋の神経支配帯[4]

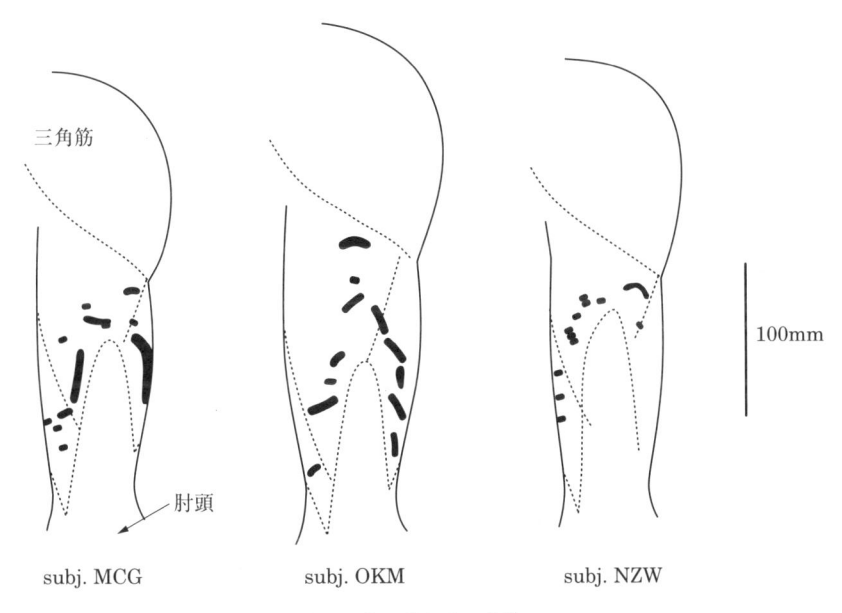

三角筋

肘頭

subj. MCG   subj. OKM   subj. NZW

図7.3　上腕三頭筋の神経支配帯[4]

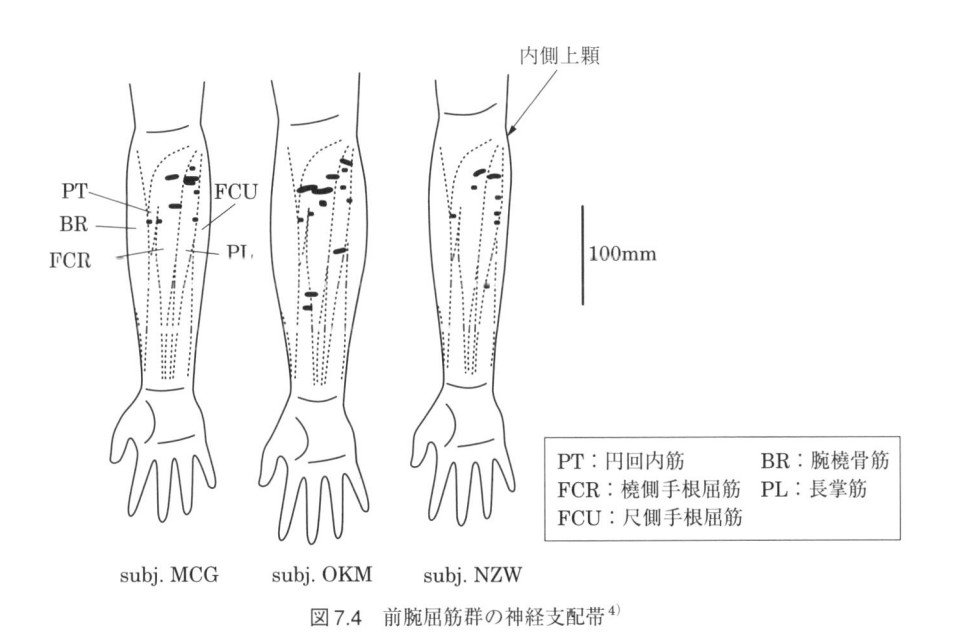

内側上顆

PT
BR
FCR
FCU
PL

subj. MCG   subj. OKM   subj. NZW

PT：円回内筋	BR：腕橈骨筋
FCR：橈側手根屈筋	PL：長掌筋
FCU：尺側手根屈筋	

図7.4　前腕屈筋群の神経支配帯[4]

7.2　神経支配帯の実際の位置

内側上顆

100mm

subj. MCG   subj. OKM   subj. NZW

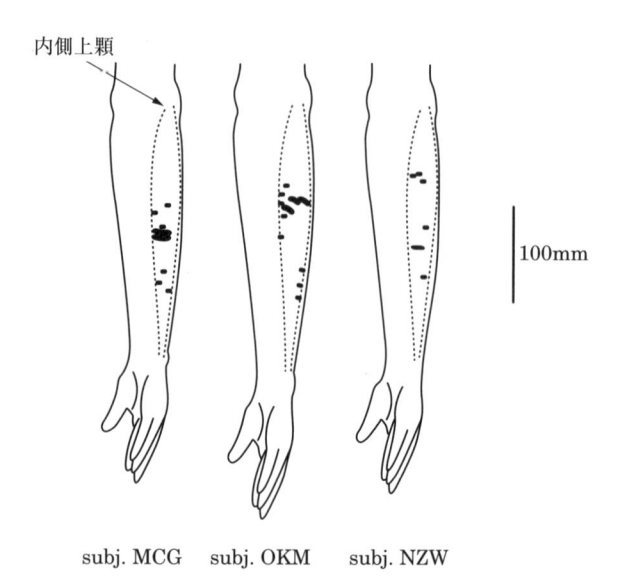

図7.5 尺側手根屈筋の神経支配帯[4]

肘頭

100mm

subj. MCG   subj. OKM   subj. NZW

図7.6 腕橈骨筋の神経支配帯[4]

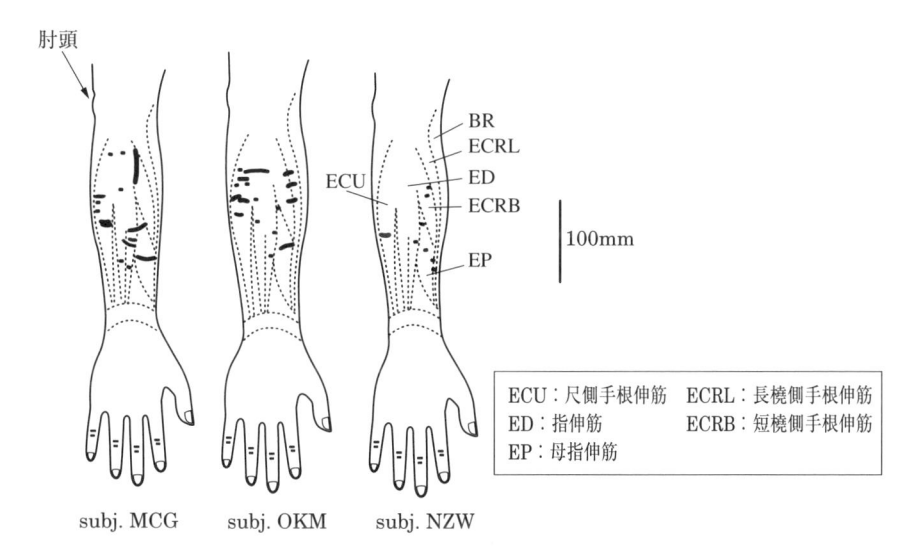

図7.7 前腕伸筋群の神経支配帯[4)]

ECU：尺側手根伸筋　　ECRL：長橈側手根伸筋
ED：指伸筋　　　　　ECRB：短橈側手根伸筋
EP：母指伸筋

7.2　神経支配帯の実際の位置

(a)   (b)

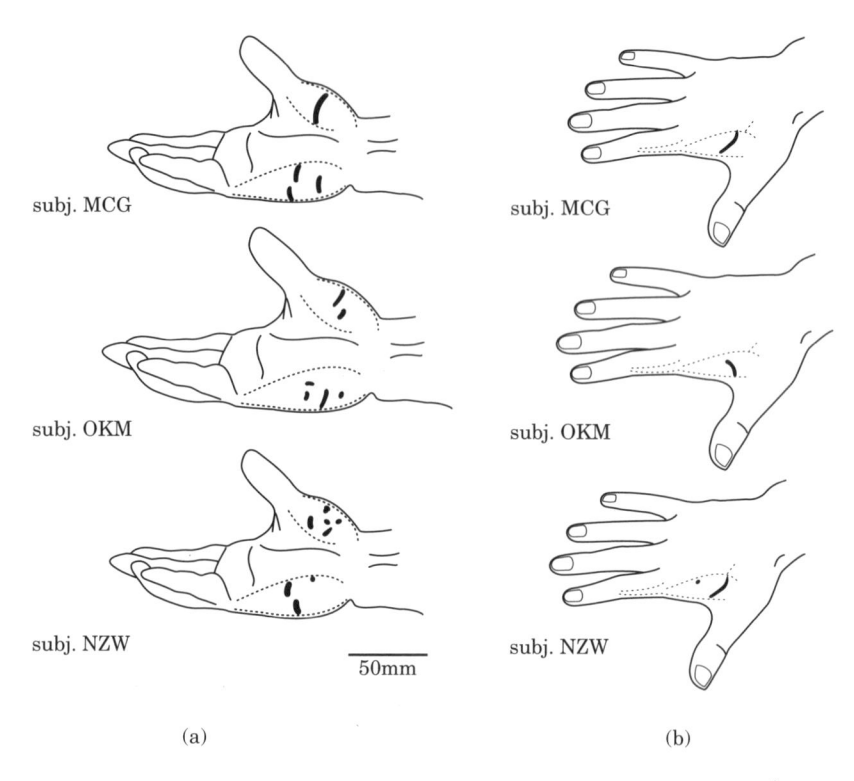

図7.8 手の筋（母指球筋，小指球筋，第一背側骨間筋）の神経支配帯[4]

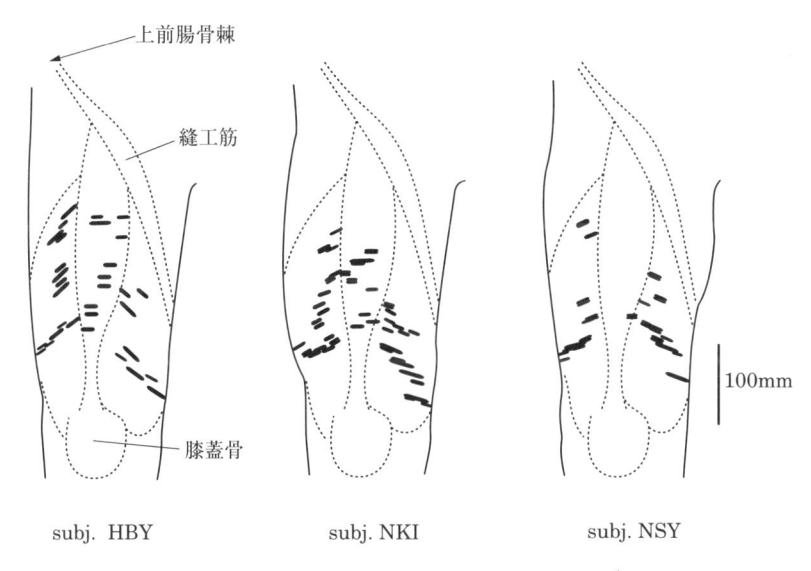

subj. HBY　　　　　　subj. NKI　　　　　　subj. NSY

図7.9　外側広筋，大腿直筋，内側広筋の神経支配帯[4]

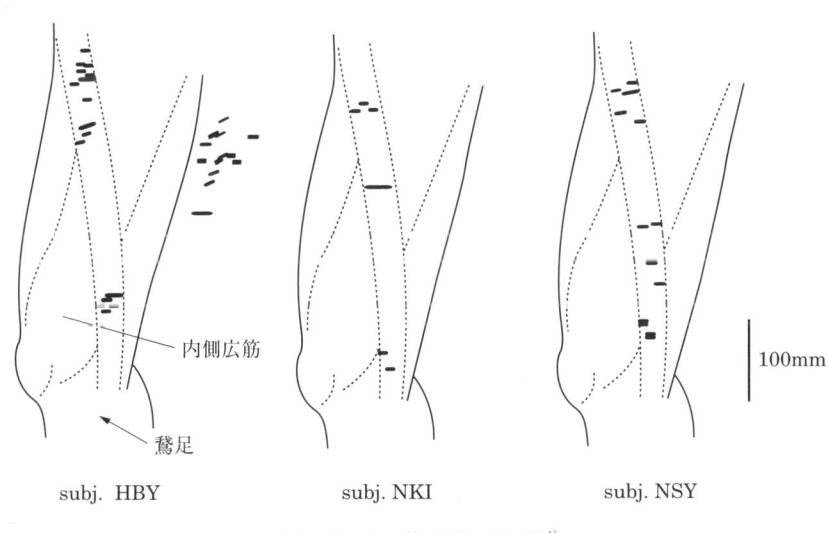

subj. HBY　　　　　　subj. NKI　　　　　　subj. NSY

図7.10　縫工筋の神経支配帯[4]

7.2　神経支配帯の実際の位置　151

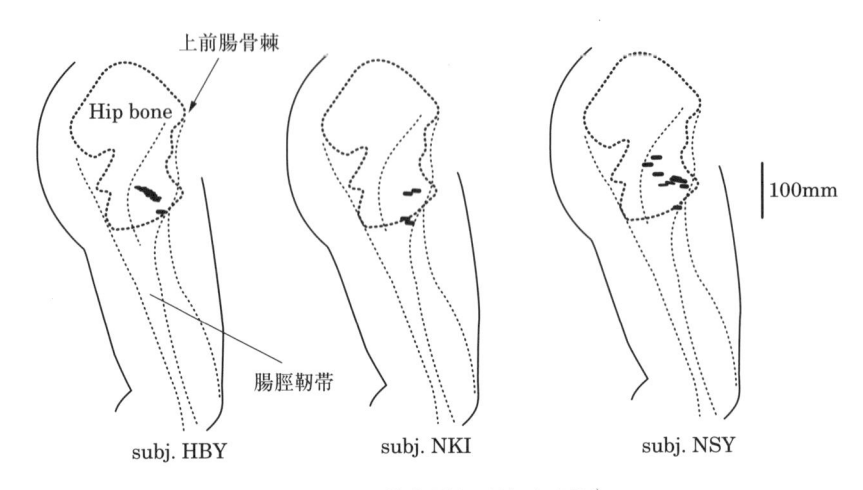

図 7.11　大腿筋膜張筋の神経支配帯[4)]

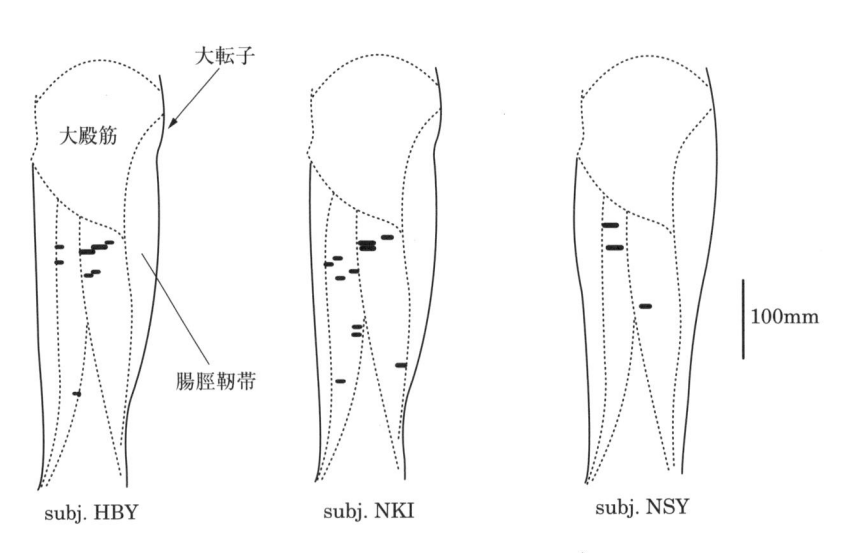

図 7.12　半腱様筋，大腿二頭筋の神経支配帯[4)]

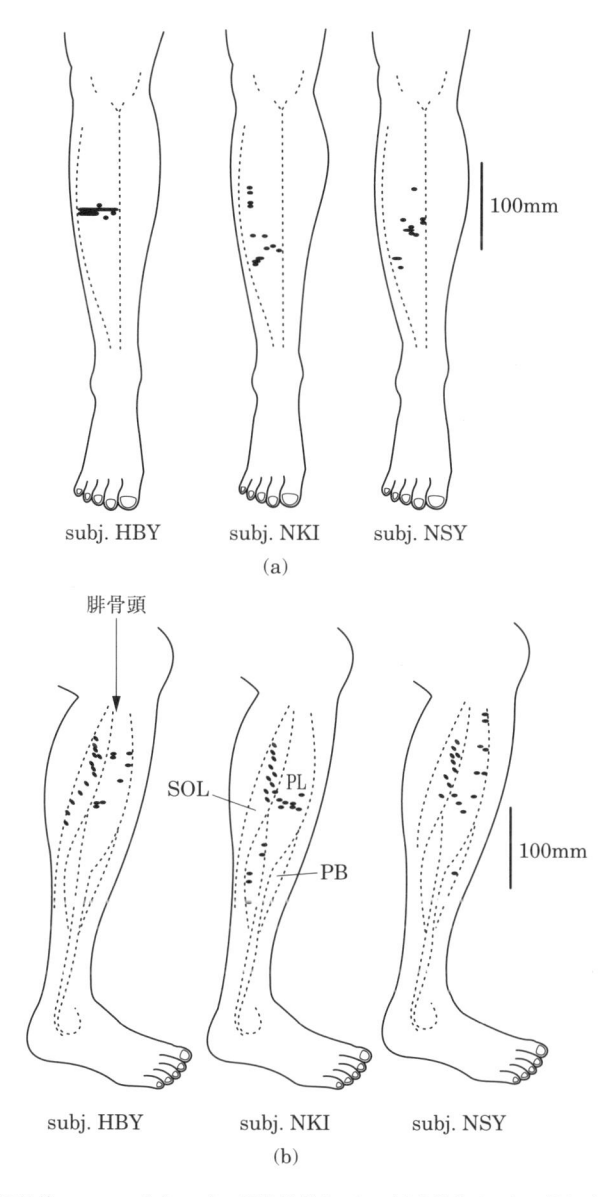

subj. HBY　　　subj. NKI　　　subj. NSY

(a)

腓骨頭

SOL
PL
PB

subj. HBY　　　subj. NKI　　　subj. NSY

(b)

図 7.13　前脛骨筋，ヒラメ筋 (SOL)，長腓骨筋 (PL)，短腓骨筋 (PB) の神経支配帯[4]

7.2　神経支配帯の実際の位置

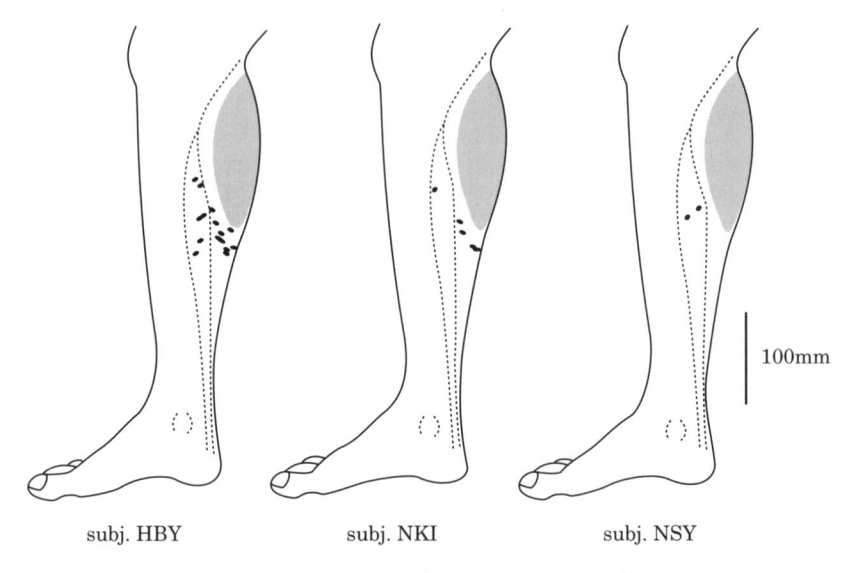

subj. HBY　　　　　subj. NKI　　　　　subj. NSY

図7.14　ヒラメ筋，腓腹筋内側の神経支配帯[4)]

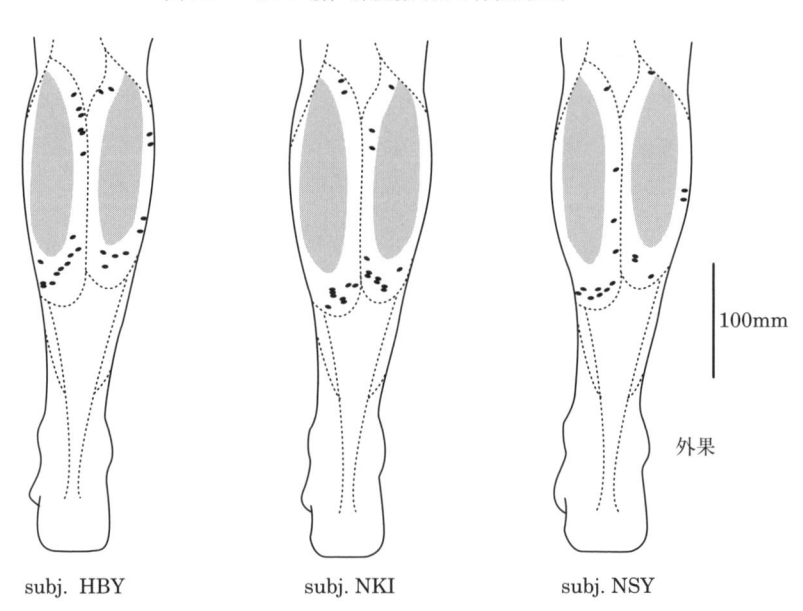

subj. HBY　　　　　subj. NKI　　　　　subj. NSY

外果

図7.15　腓腹筋の神経支配帯[4)]

100mm

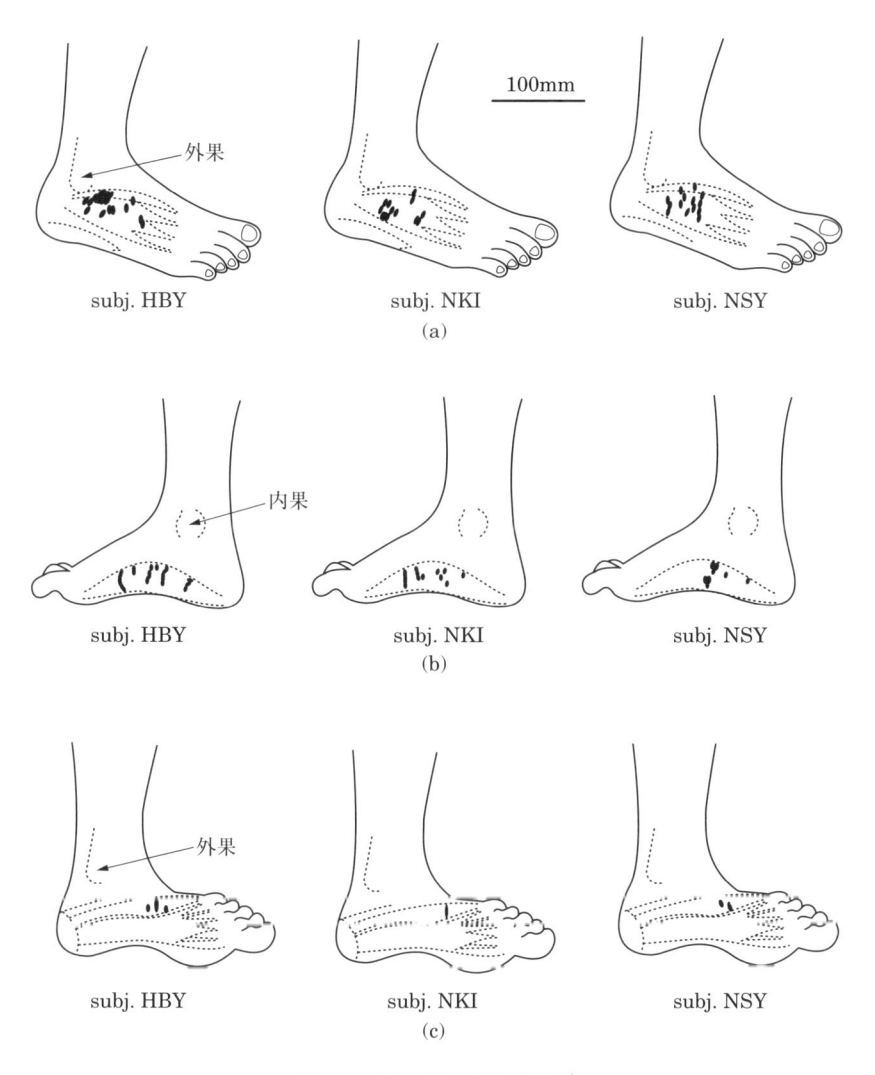

subj. HBY　　　　　subj. NKI　　　　　subj. NSY

外果

(a)

subj. HBY　　　　　subj. NKI　　　　　subj. NSY

内果

(b)

subj. HBY　　　　　subj. NKI　　　　　subj. NSY

外果

(c)

図7.16　足の筋の神経支配帯[4]

7.2　神経支配帯の実際の位置

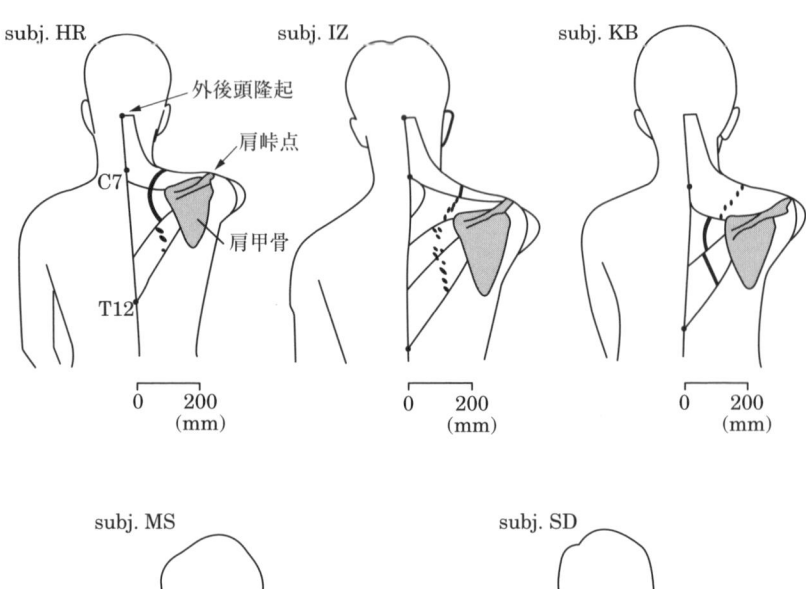

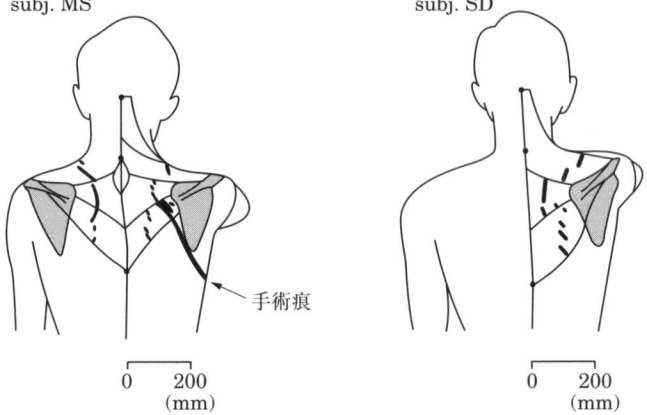

図7.17 僧帽筋の神経支配帯[5)]

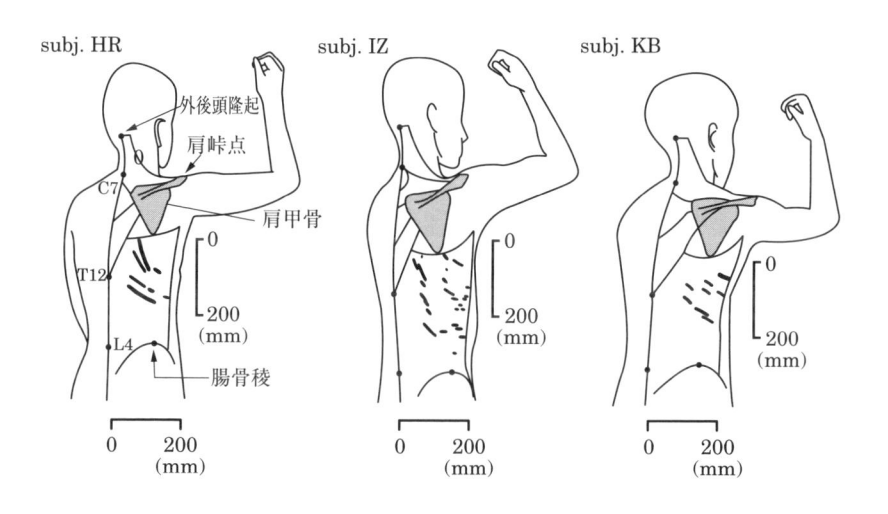

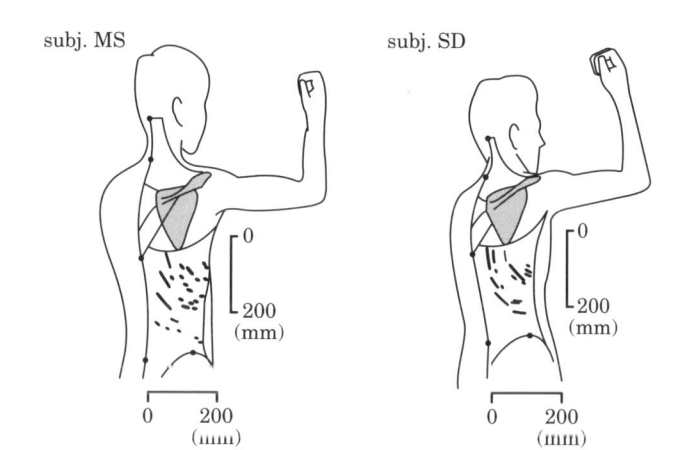

図 7.18　広背筋の神経支配帯[5]

7.2　神経支配帯の実際の位置

参考文献

1) Fuglevand AJ, Winter DA, Patala AE, Stashuk D: Detection of motor units' action potentials with surface electrodes — influence of electrode size and spacing, Biological Cybernetics, 67, 143-153 (1992)
2) Solomonow M, Baratta R, Bernardi M, Zhou B, Lu Y, Zhu M, Acierno S: Surface and wire EMG, crosstalk in neighbouring muscles, J Electromyography Kinesiol, 4, 131-142 (1994)
3) Winter DA, Fuglevand AJ, Archer SE: Crosstalk in surface electromyography: theoretical and practical estimates, J Electromyography Kinesiol, 4, 15-26 (1994)
4) Saitou K, Masuda T, Michikami D, Kojima R, Okada M: Innervation zones of the upper and lower limb muscles estimated by using multichannel surface EMG, J Human Ergol, 29, 35-52 (2000)
5) 白石恵, 岡田守彦, 増田正, 佐渡山亜兵：筋電位多点計測による体幹背部の神経支配帯の分布, バイオメカニズム, 17, 193-203 (1992)

参考文献

　筋電位の計測と信号処理に関する参考資料を以下に挙げる．一般的に，筋電図と題した本には，内容の大部分が針筋電図を中心とした医学的なものが多い．そのような場合，一部で表面筋電図について記載されていることがあるが，ページ数が少なく，掘り下げた記述や実際に知りたいノウハウまでは触れられていない．ただし，筋電位の発生機序などは，針筋電図も表面筋電図も変わらないので参考になる．

　一方，医用計測や体育・スポーツ，人間工学関係の本では，心電図や脳波などの電気生理学的計測の一部として筋電図が取り上げられていることが多い．ただし，電気生理学的計測も，その他の計測法のなかの1つにすぎないので，筋電図，特に表面筋電図に関する記述は，かぎられたものになる．

　周波数分析などの信号処理に関しては，一般的な時系列信号処理の本があるが，筋電位を対象としたものはほとんどない．したがって，サンプリング周波数や，周波数帯域，計測時間の長さなどを，筋電図の例にあてはめて各自で適切な解釈を加える必要がある．

●表面筋電図関係

[1] Basmajian JV, De Luca CJ: Muscles Alive: Their Functions Revealed by Electromyography（5th ed.），Williams & Wilkins（1985）
　　ISEKの創始者であるJ. V. Basmajianと，その弟子のC. J. De Lucaが執筆した筋電図の名著．表面筋電位の計測法やスペクトル解析を始め，針筋電位による運動単位発射パターンの分離（Decomposition）などが解説されている．すぐに筋電図を使いたい人向けではなく，じっくりと読みたい人向け．第5版以後，新

版が発行されていないので，内容は少し古くなっている．
[2] De Luca CJ, Knaflitz M: Surface Electromyography: What's New?, CLUT, (1992)

表面筋電位のモデル，計測法，解析法について1990年頃までに明らかになった事項をまとめたもの．小冊子なので読みやすいが，ほとんど手に入らない．内容は，ISEK 1990でのワークショップで配布された資料が基になっている．

[3] Merletti R, Parker P: Electromyography: Physiology, Engineering and Non-Invasive Applications, IEEE Press, Series on Biomedical Engineering (2004)

ヨーロッパにおける中心的な研究者の一人である，イタリア・トリノ工科大学のR. Merlettiらがまとめた表面筋電図の本．計測法の基礎から応用まで，多数の執筆者がそれぞれの専門分野を担当している．

[4] 内山靖，小林武，間瀬教史：計測法入門 計り方・計る意味，協同医書出版社 (2001)

理学療法士・作業療法士向けの計測法の解説書．表面筋電図を中心として，図や写真を用い概要的に記述されている．機器の特性，動作筋電図，筋電図反応時間，疲労筋電図，誘発筋電図，筋線維伝導速度などにも言及されている．

[5] Kumar S, Mital A: Electromyogram in Ergonomics, Taylor & Francis (1996)

人間工学的評価の道具としての表面筋電図を，基礎から応用までを幅広く解説している．特に上肢や肩の作業負担，筋疲労や腰痛の評価は参考になる．豊富な参考文献は研究者にはありがたい．

[6] 米国保健福祉省・公衆衛生局・疾病予防センター・国立産業安全保健研究所（著），瀬尾明彦，小木和孝（監訳），井谷徹，城憲秀，武山秀麿，鶴見邦夫，川上剛（訳）：表面筋電図の人間工学応用，財団法人労働科学研究所出版部 (2004)

アメリカ，カナダ，スウェーデンの筋電図関係者によって執筆された本を日本の労働科学研究者が翻訳したものである．筋電位の波形に関係する神経支配帯についての記述に欠けるが，表面筋電図のための解剖学と生理学の基礎，および人間工学的な応用については参考になる．

● 筋電図関係（針筋電図を含む）

[7] 千野直一（編）：臨床筋電図・電気診断学入門（第3版），医学書院 (1997)

ほとんどが針筋電図に関する記述で，実例も医学的内容である．解剖図，用語，図書に関する付録があり，参考になる．

[8] 廣瀬和彦：筋電図判読テキスト，文光堂 (1992)

表面筋電図に関しては簡単に触れられているだけで，ほとんどは医学的内容であるが，図と説明が対になっていてわかりやすい．また，生理学的基礎もわかりやすく解説されている．
[9] 堀浩，他：脳波・筋電図用語辞典，永井書店（1999）
日本臨床神経生理学会（旧：日本脳波筋電図学会）の関係者がまとめた，脳波と筋電図に関する用語の解説．特に日本語で論文をまとめる場合には，標準的な用語に合わせるうえで参考にするとよい．

● 解剖学
[10] 栗山節郎（監修）：身体運動の機能解剖，医道の日本社（1997）
各筋の機能，神経支配，触診の説明に加え，起始停止部位がイラストでわかりやすく説明されている．また，どのような動作を行えば対象の筋を収縮させることができるか，エクササイズ方法を例に解説されている．
[11] 河上敬介，小林邦彦：骨格筋の形と触診法，大峰閣（1998）
各筋の起始，停止，作用，神経支配の説明に加え，各筋の形および触診法について詳しく解説されている．また，豊富な献体の解剖写真およびイラストは，各筋の線維方向を理解するのに役立つ．
[12] 足立和隆（訳）：よくわかる筋の機能解剖，メディカル・サイエンス・インターナショナル（2000）
各筋の付着，神経支配，機能の説明に加え，起始停止部位がイラストで示され，それを基に筋形を書き込むようになっているワークブック．また，対象の筋の働きを確かめるための方法が簡単に説明されている．
[13] 栢森良二（訳）：筋電図のための解剖ガイド第3版，西村書店（1997）
各筋の神経支配，起始，停止，検査肢位の説明に加え，電極の挿入位置についてもイラストで説明されている．針電極で筋電位を導出するためのガイドブックであるが，表面電極を用いる場合にも参考になる．
[14] 坂井建雄，松村讓兒（監訳）：プロメテウス解剖学アトラス，解剖学総論／運動器系，医学書院（2007）
各筋の起始，停止，作用，神経支配などの説明に加えて，精密な写実的イラストが豊富に掲載されており，筋線維方向を理解するのに役立つ．特に写実的イラストは，立体的に，多角的に描かれており，横断面のイラストも合わせると，筋機能のイメージを直感的に理解することができる．

●生体計測全般

[15] 桜井靖久（監修）：ME早分かりQ&A，南山堂（1993）

針筋電図，表面筋電図，誘発電位の導出法がQ&A方式で記述されている．導出法に関しては針筋電位が中心であるが，針筋電位と表面筋電位の波形の比較にも触れられている．

[16] 加藤象二郎，大久保尭夫（編）：初学者のための生体機能の計り方，日本出版サービス（1999）

筋電図にかぎらず，電気生理学的計測の基礎が記述されている．また，「筋肉の活動度を測る」として，表面筋電図，針筋電図に関する解説があり，まさに初学者にわかりやすい内容になっている．

[17] 産業技術総合研究所人間福祉医工学研究部門（編）：人間計測ハンドブック，朝倉書店（2003）

経済産業省が主導した「人間感覚計測応用技術」プロジェクトの関係研究者が中心となってまとめた総合的な解説．このプロジェクトでは，使いやすさなどの主観的な感覚量を定量化したり客観的な生理量で代替することにより，感性を産業に取り入れようとしたもの．この本では，これらの手法の基礎から研究成果までを，多数の専門家が執筆した．これらの手法をユーザーとして使う方ではなく，手法自体を研究対象にする研究者向け．

[18] 深代千之，平野裕一，桜井伸二，阿江通良：スポーツバイオメカニクス，朝倉書店（2000）

スポーツ関係で筋電図を取り扱った書籍．スポーツバイオメカニクス中心の内容なので量的にはそれほど多くはないが，表面筋電位の計測および処理に関してコンパクトにまとめられた記述がある．

[19] 臨床歩行分析懇談会（編）：臨床歩行分析入門，医歯薬出版（1989）

整形外科やリハビリテーションの臨床家，研究者を対象にした本で，歩行分析の手法の1つとして筋電図が取り上げられている．筋電図一般ではなく，歩行分析との関連で筋電図の使い方を知るには適している．

●信号処理

[20] 佐藤俊輔，木竜徹，吉川昭：生体信号処理の基礎（ME教科書シリーズ），コロナ社（2003）

日本語で書かれた，生体信号処理の教科書．

[21] Semmlow, JL: Biological and Biomedical Image Processing: Matlab-Based

Applications（Signal Processing and Communications, 22）, Marcel Dekker Inc.（2004）

　　例題を通じて生体信号や医用画像における信号処理のさまざまな方法を比較することで，理解を深めることができる．スペクトル解析やフィルタ設計の基礎から時間周波数解析，適応信号処理，多変量解析，画像変換や再構成について述べられている．CD-ROMには掲載されている図をすべてMATLABで再現できるプログラムが入っているため，容易に，他の生体信号や画像に対しても解析を適用することができる．

[22] Northrop, RB: Signals and Systems Analysis in Biomedical Engineering, CRC Press（2003）

　　内容は，スペクトル解析の基礎から時間周波数解析までを含み，信号と雑音の解析や生理学的システムの特徴が解説されている．CD-ROMこそ添付されていないが図が豊富で理解しやすく，特に，LabVIEWによる時間周波数解析のツールやMATLABについて解説がある．

[23] Devasahayam, SR: Signals and Systems in Biomedical Engineering: Signal Processing and Physiological Systems Modeling, Kluwer Academic/Plenum Publishers（2000）

　　解析法は基礎から時間周波数解析まで網羅している一般的なものであるが，生体信号のモデル化やシステム論的なアプローチが解説されている．生体信号処理の本では珍しく，筋収縮や筋電位のモデルの解説に2つの章をさいている．その他，神経活動電位，感覚系，瞳孔調整，循環器系，免疫系などのモデルの解説がある．基礎を理解するための実行形式（Windows OS上）のプログラムがCD-ROMに入っている．

[24] Bruce, EN: Biomedical Signal Processing and Signal Modeling, Wiley-Interscience（2000）

　　生体信号処理の基礎に加えて，特に，雑音とは何か，生体信号の確率過程としての取り扱いや非線形モデルについて解説がある．

●関連ウェブページ

[25] 国際電気生理運動学会

http://www.isek-online.org/

　　表面筋電図や動作解析の研究が発表される国際電気生理運動学会（International Society of Electrophysiological Kinesiology：ISEK）のサイト．本書でも取り上

げた筋電位計測の標準が掲載されている.

[26] ボストン大学神経筋研究センター（NeuroMuscular Research Center：NMRC）
http://nmrc.bu.edu/
　"Muscles Alive"の共著者でもあるC. J. De Luca教授が率いる研究所.工学系の研究所で,これほど大規模に筋電図関係の研究をしているところはほかではみられない.針筋電位の運動単位発射への分解（Decomposition）の解説もある.

[27] SENIAM Project（Surface Electromyography for the Non-Invasive Assessment of Muscles）
http://www.seniam.org/
　ヨーロッパにおける表面筋電図研究のプロジェクトのサイト.電極の選定や設置位置に関する推奨事項がまとめられている.

[28] LISiN - Centro di biongegneria del Politecnico
http://www.lisin.polito.it
　ヨーロッパの中心的な研究者であるR. Merletti教授が率いる研究所.表面筋電図の活用を目指して,さまざまな解析法や装置の開発を行っている.

[29] 新潟大学　EMGウェブサイト
http://earc.bsp.bc.niigata-u.ac.jp/emg.html
　本書の執筆者の一人である木竜徹が解説した表面筋電図のサイト.表面筋電図関係の情報源ポータルを目指している.

索 引

■ 英数字

100％MVC法　*16*
50％MVC法　*17*
ANN（人工ニューラルネットワーク）
　　　　　　95, 114, 126, 127
ARV（整流平滑化）　*43*
CAL（校正）　*23*
CMRR（同相除去比）　*25*
decomposition　*97, 112*
EMD（電気力学的遅延）　*18*
EMG Standards　*133*
EMG（筋電図）　*1*
EMG-RT（筋電図反応時間）　*18*
IEMG　*43, 46*
ISEK　*107*
LF/HF　*88*
MDF（中央周波数）　*55*
MFCV（筋線維伝導速度）　*58*
MNF（平均周波数）　*55*
M-RT（機械的反応時間）　*18*
MU（運動単位）　*3*
MUAP（運動単位活動電位）　*5*
MVC（最大随意収縮）　*16*
PDS（パワースペクトル密度関数）　*50*
RMS（自乗平均平方根）　*43*
RPE（自覚的運動強度）　*84*
S/N比（シグナル対ノイズ比）　*27*
α-MN（α運動ニューロン）　*2*
α運動ニューロン（α-MN）　*2*

■ あ

アース電極　*32*
アーチファクト　*7, 27, 30, 35, 48, 55, 94*
アウターマッスル　*20*
アレイ電極　*7, 9, 22, 29, 71, 86, 94*
　フレキシブル——　*116*
インナーマッスル　*19*
インピーダンス　*25*
　入力——　*25*
　皮膚——　*25*

ウェアラブル計測　*118*
運動単位（MU）　*3*
運動単位活動電位（MUAP）　*5*
運動単位活動電位列　*5*
運動単位発射テーブル　*96*
運動点　*28*

エイリアス　*24*

音声認識　*127*

■ か

課題間比較法　*17*
活動参加　*3*
感度　*23*

機械的反応時間（M-RT）　*18*
義手　*1*
義手制御　*95*

基線　35
記録電極　32
筋音図　103
筋線維　2
筋線維組成　71
筋線維伝導速度（MFCV）
　　　　　39, 58, 62, 70, 71, 73, 116
筋張力　3, 10, 18, 101
筋電位　1
筋電位信号　5
筋電図（EMG）　1
　積分——　9, 43, 46
　針——　1
　表面——　1
　——反応時間（EMG-RT）　18
筋疲労　10, 39, 59, 71, 74, 85, 87, 101, 115
筋疲労評価指標　86

空間フィルタ　98
クロストーク　8, 21, 48

ゲイン　23
原波形　39

格子状電極　117
校正（CAL）　23
交流雑音　33

■さ

サイズの原理　3
最大M波法　17
最大随意収縮（MVC）　16
最大随意収縮力　48
差動接続　7
　ダブル——　7
サンプリング周波数　26

自覚的運動強度（RPE）　84
時間周波数表現　99, 123
シグナル対ノイズ比（S/N比）　27
自乗平均平方根（RMS）　43
実効値　43
時定数　24, 46
集合平均　47

主観的指標　84
受動電極　7, 21, 31
自律神経系活動　87
神経筋接合部　2
神経軸索　2
神経支配帯　3, 9, 28, 49, 56, 58, 86, 94, 117
神経終板　2
信号電極　32
人工ニューラルネットワーク（ANN）
　　　　　　　　　　　　　95, 114

スペクトル解析　50

正規化　15, 48
生検　71
整流化　44
整流積分　75
整流波　44
整流平滑化（ARV）　43
積分筋電図（IEMG）　9, 43, 46
接続
　差動——　7
　ダブル差動——　7
接地電極　32
ゼロ位相ずれフィルタ　41
ゼロ詰め　51
全か無かの法則　3
線形予測モデル　95

双極　6
速筋線維　70

■た

脱分極　3
ダブル差動接続　7
多用途生体計測器　44
探査電極　32

チェビシェフフィルタ　40
遅筋線維　70
中央周波数（MDF）　55
チューキー　53
中枢性疲労　59

定性的分析法　39
ディップ　8, 56
電極　21
　格子状——　117
　受動——　7
　能動——　7
　表面——　1
　　——ペースト　31
　指輪型表面——　127
電気力学的遅延（EMD）　18, 47

同期化　62
動作識別　95, 126
導出電極　32
同相除去比（CMRR）　25
特徴量　39

■ な

ニードル・バイオプシ法　71
入力インピーダンス　25

能動電極　7, 22, 29, 31, 36, 119

■ は

バイオプシ　71
ハイパスフィルタ　24
バターワースフィルタ　40
発射頻度　3
ハニング　53
ハミング　53
ハム　33
ハム・フィルタ　33
針筋電図　1
パワースペクトラム　50
パワースペクトル
　　　　8, 39, 50, 56, 57, 58, 101, 123
パワースペクトル推定法　98
パワースペクトル密度関数（PDS）　50

皮膚インピーダンス　25
表面筋電図　1

表面電極　1
　指輪型——　127
疲労
　筋——　59
　中枢性——　59
　末梢性——　59

フィルタ
　ゼロ位相ずれ——　41
　チェビシェフ——　40
　ハイパス——　24
　バターワース——　40
　ハム・——　33
　ローパス——　24
フーリエ変換　50
負荷制御　84
プリパレーション　31
フレキシブルアレイ電極　116

平均周波数（MNF）　9, 55
平均振幅　39, 43

ポリグラフ　44

■ ま

末梢性疲労　59
窓関数　53

モーターポイント　6, 28

■ や

指輪型表面電極　127

容積導体　5

■ ら

力学的信号　17
リサージュ図形　81

ローパスフィルタ　24, 44

【著者紹介】

木塚朝博（きづか・ともひろ）
- 学　歴　筑波大学大学院体育科学研究科博士課程修了（1995年）
　　　　　博士（体育科学）
- 現　職　筑波大学体育系教授
　　　　　同大学体育専門学群長
- 著　書　「運動と高次神経機能」（杏林書院）ほか

増田正（ますだ・ただし）
- 学　歴　東京大学工学系研究科情報工学修士課程修了（1978年）
　　　　　工学博士
- 現　職　福島大学名誉教授
- 著　書　「筋運動制御系」（昭晃堂）ほか

木竜徹（きりゅう・とおる）
- 学　歴　新潟大学大学院工学研究科修士課程修了（1977年）
　　　　　工学博士
- 現　職　新潟大学名誉教授
- 著　書　「生体信号処理の基礎」（コロナ社）ほか

佐渡山亜兵（さどやま・つぐたけ）
- 学　歴　東京教育大学体育学部健康学科卒業（1966年）
　　　　　学術博士
- 現　職　信州大学名誉教授
- 著　書　「感性工学への招待」（森北出版）ほか

【バイオメカニズム・ライブラリー】
表面筋電図

2006年 3月10日　第1版1刷発行　　　ISBN 978-4-501-32510-7 C3047
2021年 7月20日　第1版7刷発行

編　者　バイオメカニズム学会
　　　　Ⓒ Society of Biomechanisms Japan 2006
著　者　木塚朝博・増田正・木竜徹・佐渡山亜兵

発行所　学校法人 東京電機大学　　〒120-8551　東京都足立区千住旭町5番
　　　　東京電機大学出版局　　　　Tel. 03-5284-5386（営業）03-5284-5385（編集）
　　　　　　　　　　　　　　　　　Fax. 03-5284-5387　振替口座 00160-5-71715
　　　　　　　　　　　　　　　　　https://www.tdupress.jp/

|JCOPY| <（社）出版者著作権管理機構 委託出版物>
本書の全部または一部を無断で複写複製（コピーおよび電子化を含む）することは，著作権法上での例外を除いて禁じられています．本書からの複製を希望される場合は，そのつど事前に，（社）出版者著作権管理機構の許諾を得てください．
また，本書を代行業者等の第三者に依頼してスキャンやデジタル化をすることはたとえ個人や家庭内での利用であっても，いっさい認められておりません．
[連絡先] Tel. 03-5244-5088, Fax. 03-5244-5089, E-mail: info@jcopy.or.jp

印刷：三立工芸(株)　　製本：渡辺製本(株)　　装丁：右澤康之
落丁・乱丁本はお取り替えいたします．　　　　　　　　　　Printed in Japan